# 常见病食养食疗粥

郝爱真　高国辉　秦小玲　编著

中医古籍出版社
Publishing House of Ancient Chinese Medical Books

**图书在版编目（CIP）数据**

常见病食养食疗粥 / 郝爱真，高国辉，秦小玲编著
. -- 北京：中医古籍出版社，2020.7（2024.6 重印）
ISBN 978-7-5152-2138-0

Ⅰ . ①常… Ⅱ . ①郝… ②高… ③秦… Ⅲ . ①粥—食
物养生—食谱 Ⅳ . ① R247.1 ② TS972.137

中国版本图书馆 CIP 数据核字（2020）第 085443 号

**常见病食养食疗粥**

郝爱真　　高国辉　　秦小玲　　编著

| | | |
|---|---|---|
| 责任编辑 | 王晓曼 | |
| 封面设计 | 韩博玥 | |
| 出版发行 | 中医古籍出版社 | |
| 社　　址 | 北京市东城区东直门内南小街 16 号（100700） | |
| 电　　话 | 010-64089446（总编室）010-64002949（发行部） | |
| 网　　址 | www.zhongyiguji.com.cn | |
| 印　　刷 | 北京市泰锐印刷有限责任公司 | |
| 开　　本 | 710mm×1000mm　1/16 | |
| 印　　张 | 13 | |
| 字　　数 | 146 千字 | |
| 版　　次 | 2020 年 7 月第 1 版　2024 年 6 月第 2 次印刷 | |
| 书　　号 | ISBN 978-7-5152-2138-0 | |
| 定　　价 | 48.00 元 | |

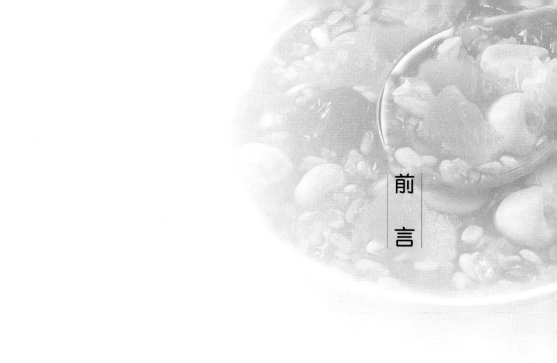

# 前言

　　粥在我国已有近三千年的食用历史，其主要原料除五谷外，还有具备各种食疗价值的配料，如莲子、薏苡仁、百合、扁豆、红枣、茯苓、山药、胡桃等，或辅以营养丰富的羊肉、牛肉、鱼肉、骨髓或蛋类，并经过不同的顺序熬制，不仅营养丰富、味道鲜美，而且具有滋补、祛病和养生之功。唐代诗人陆游诗云："世人个个学长年，不悟长年在目前。我得宛丘平易法，只将食粥致神仙。"在我国，用粥来养生的方法源远流长，其可用于防治疾病、辅助治疗、病后调理、摄生自养等。晨起胃肠空虚，一碗温热的粥滋润肠胃，且极易吸收。粥的取材方便，一般食材在菜市场和超市都能买到，且制作简易，服用安全，真可谓寓治疗于饮食之中，亦食亦养，亦补亦治，一举两得。

　　清代黄云鹄在《粥谱》中称："（粥）一省费，二味全，三津润，四利膈，五易消化。"粥易消化、易吸收，是人体快速获取营养成分，促进机体恢复正常生理功能的有效养生食品。"医学之父"希波克拉底曾说过："我们应该以食物为药，你的饮食就是你首选的医疗方式。"2001年8月，在第17届国际营养学大会上，经过热烈的讨论，得出了"食物是最好的药物"的科学结论。2003年江苏省通过对百岁老人的调查发现，这些老人大都喜欢"一干二稀"，对喝粥很是偏爱。

中医认为，粥具有补中益气、健脾和胃、滋补元气等功效。为了进一步宣扬中华传统文化，增强国人体质，推进"药食同源"理论的发展，帮助缓解医疗负担，我们查阅了《本草纲目》等大量有关文献，收录、整理了千百年来人们总结的各种能预防、调补疾病的食疗粥，精心编写了这部《常见病食养食疗粥》。

全书共收录整理了近400种食养粥，根据不同病种，分内科、骨科、五官科、妇产科、男科、儿科、皮肤科、肿瘤等八大类食疗粥，并分别交代了原料及做法、功效以及适用病症。全书易学易懂，且收录的食养粥，制作原料易购易得，制作方法简便，在寻常百姓家庭即能完成，可作为家庭日常食谱使用。

中医强调对症施用，食养方的使用因人而异，食疗的效果也因人而异，用食养方法效果不好的患者要及时就医。

最后，希望本书成为寻常百姓家的良师益友。

编　者

2020年3月

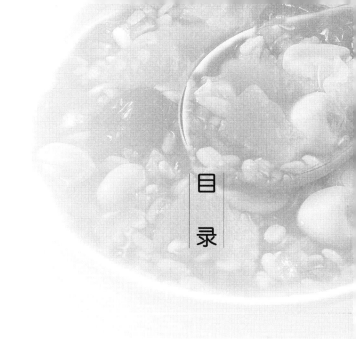

# 目录

## 第一章　内科疾病

# 第二章　骨科疾病

# 第三章　五官科疾病

## 第四章　妇产科疾病

## 第五章　男科疾病

## 第六章　儿科疾病

# 第七章 皮肤科疾病

# 第八章 肿瘤疾病

第一章

# 内科疾病

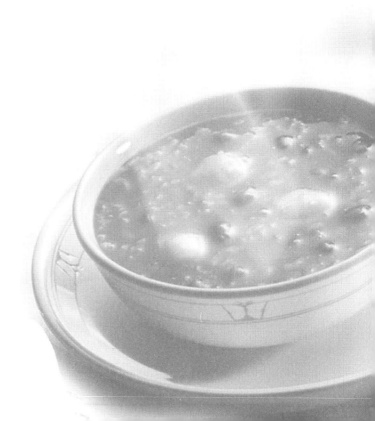

# 感　冒

## ◆ 薄荷粥

【原料及做法】薄荷 30 克，粳米 100 克，冰糖适量。先将薄荷煎汤，候冷。粳米煮粥，待粥将成时，加入适量冰糖及薄荷汤，再煮 5 分钟即可。可在早餐时食用。

【功效】疏散风热，清利咽喉。

【应用】风热感冒，症见头痛目赤、咽喉肿痛等。

## ◆ 蕹菜粥

【原料及做法】蕹菜、熟羊肉各 50 克，籼米 100 克，葱末、姜末、盐各适量。先将蕹菜择洗干净，切成碎末。熟羊肉切成小丁。将洗净的籼米放入开水锅熬粥，待粥快熟时，加入熟羊肉丁、蕹菜末、葱末、姜末、盐，稍煮入味即成。早、晚温热服食，3～5 日为 1 个疗程。

【功效】止咳利水，活血通经。

【应用】感冒咳嗽、咽痒等。

【注意】症见发热、咽喉红肿热痛、咳嗽黄痰等风热感冒者不宜服用。

## ◆ 菊花蜂蜜粥

【原料及做法】鲜菊花 50 克，大米 100 克，蜂蜜 30 克。菊花用纱布包扎成袋，与大米同入锅中煮粥，待粥熟后拣去菊花袋，调入蜂蜜即成。温热服食。

【功效】清热祛风，益气补中，清热润燥。

【应用】风热感冒，症见发热怕风、咽干咽痛等。

## ◆ 芫荽蜇皮黄瓜粥

【原料及做法】芫荽（香菜）30 克，海蜇皮、黄瓜各 50 克，大米 120 克，盐适量。海蜇皮切丝，入沸水中焯后捞出。黄瓜切丝，芫荽切段，备用。大米淘净，放入锅中煮至八成熟，加入海蜇皮、黄瓜炖煮 5 分钟，放入芫荽、盐调匀即可。早、晚温热服食，7 日为 1 个疗程。

【功效】润肺清热。

【应用】预防风热感冒、流行性感冒。

## ◆ 葱白姜糯米粥

【原料及做法】葱白头 5 个，生姜 5 克，糯米 100 克。糯米煮粥，再将葱白、生姜捣烂，加入粥中搅拌 5 分钟。服后出汗为宜。

【功效】散寒通窍，健脾养胃。

【应用】风寒感冒初起，症见周身疼痛、恶寒怕冷等。

## ◆ 紫苏白米粥

【原料及做法】大米 50 克，紫苏叶 10 克。大米洗净，煮粥，出锅前 5 分钟加入洗净的紫苏叶，趁热服用。

【功效】疏风散寒，理气宽中。

【应用】风寒感冒，症见无汗、头痛、四肢痛楚、鼻塞流涕、咳痰清稀、舌苔薄白。

## ◆ 糯米米醋神仙粥

【原料及做法】连须葱白 3 根，生姜 10 克，糯米 50 克，米醋 10 毫升。先将糯米、生姜清洗干净，一同放入砂锅中，加水适量，用大火烧开后转小火煮 20 分钟，再放入洗净的连须葱白，煮至米熟，加入米醋混匀服用，不限量。趁热服用后，覆被发汗，以遍身微汗为宜。

【功效】发汗解表，祛风散寒。

【应用】风寒感冒，症见恶寒发热、头身疼痛、鼻塞流涕。

## ◆ 粳米豆芽粥

【原料及做法】粳米 150 克，黄豆芽 100 克。将黄豆芽、粳米清洗干净，一同放入砂锅中，加水适量，用大火烧开后转用小火熬煮成稀粥即可。早晚分食。

【功效】清热解毒，利尿通便。

【应用】感冒头痛、慢性咽炎等。

◆ **荷叶芦根粥**

【原料及做法】鲜荷叶 20 克，新鲜芦根（芦苇的根茎）50 克，粳米 100 克。先将荷叶、芦根煮 20 分钟，去渣取汁，放入粳米煮粥。早晚随量服食。

【功效】疏风清热，养阴生津。

【应用】适用于风热感冒或者夏日中暑轻症，症见低热、咳嗽、少痰、口燥咽干等。

◆ **薄荷藿香粳米粥**

【原料及做法】粳米 50 克，藿香 12 克，薄荷 10 克。先将藿香、薄荷放入清水中熬 20 分钟，去渣留汁。再放入粳米熬至开花后加适量白糖调味。趁热温服。每日分 2 ～ 3 次服，连服 3 天。

【功效】祛暑化湿。

【应用】适用于暑湿感冒，症见周身困重、身热不扬、呕恶纳呆等。

# 咳　嗽

## ◆ 芦根大米粥

【原料及做法】鲜芦根 120 克（或者丁品 60 克），大米 50 克。将芦根洗净、去节、切段，放砂锅内加水约 500 毫升，煎至约 300 毫升时去渣留汁。用煎好的芦根水再加适量清水、大米煮粥，待粥熟后加入少许食盐、油调味，连服 3 日。

【功效】清肺生津。

【应用】恶寒高热、痰鸣气喘等。

## ◆ 枇杷叶大米粥

【原料及做法】蜜炙枇杷叶 20 克，大米 50 克，冰糖少许。枇杷叶用布包好，加水煎 20 分钟，去渣留汁，再与大米同煮粥，将成时加冰糖，稍煮至冰糖溶化即可。每日 2 次，可连服 3～5 日。

【功效】清肺化痰。

【应用】肺炎恢复期，症见咳嗽气短、咽痛痰黄等。

## ◆ 鱼腥草粥

【原料及做法】鱼腥草 30 克，薏苡仁 30 克，大米 50 克，盐、油适量。鱼腥草煎汤取汁备用。薏苡仁、大米煮粥，将成时加入鱼腥草汁，再加少许油、盐略煮，即可食用。每日 2 次，连服 5 日。

【功效】清肺化痰。

【应用】咳嗽痰多，痰黄而稠或咯腥臭脓痰，咽干口渴。

## ◆ 白芥子粥

【原料及做法】白芥子 6 克，大米 100 克。将白芥子淘洗干净，放入锅中，加清水适量，浸泡 5～10 分钟后，水煎取汁，再加大米煮粥。每日 1 次，连服 2～3 日。

【功效】温肺祛痰，通络止痛。

【应用】咳嗽气喘、胸膈满闷等。

## ◆ 加味干姜粥

【原料及做法】干姜 3 克，茯苓 15 克，扁豆 15 克，粳米 100 克。将干姜、茯苓、扁豆、水放入锅中共煮，去渣取汁，再入粳米同煮为稀粥。每日 2～3 次，温热服。

【功效】温中散寒，化痰止咳。

【应用】肺气不足所致的咳嗽、吐痰、气喘、畏寒等。

## ◆ 山药粳米粥

【原料及做法】干山药片100克（或鲜品200克），粳米100克。山药片洗净，与粳米煮粥。早、晚餐温食。

【功效】补脾胃，滋肺肾。

【应用】虚劳咳嗽，久服强身。

## ◆ 山药蛋黄粥

【原料及做法】大米150克，山药50克，鸡蛋2个，香葱1棵，食用油5克，盐适量。山药刮皮洗净、切片，香葱洗净、切末，大米洗净加少量油拌匀。将大米与山药片一同下锅，先用大火烧开，再改用小火熬煮至熟。鸡蛋滤去蛋清，留蛋黄，倒入粥中搅拌均匀，加入盐调味，最后撒上葱花即可。

【功效】补脾胃，润心肺。

【应用】脾胃虚弱所致的干咳少痰。

## ◆ 甘蔗小米粥

【原料及做法】小米80克，甘蔗1000克。甘蔗去皮，绞取汁液。小米洗净，入锅，加甘蔗汁及适量清水煮成粥。

【功效】健脾和胃，滋阴润燥。

【应用】久咳不止、咽干痰少等病症。

#### ◆ 香菜葱白粥

【原料及做法】香菜15克，葱白15克，生姜9克，萝卜100克，粳米200克。香菜、葱白、生姜洗净切碎，萝卜洗净切成小块。粳米淘洗干净后，与生姜、萝卜同煮粥，待粥将成时撒入香菜和葱白，再煮片刻即可食用。

【功效】疏风宣肺。

【应用】畏寒咳嗽、鼻流清涕、咳痰等症。

#### ◆ 甘蔗梨汁粟米粥

【原料及做法】甘蔗汁50克，梨汁50克，小米50克。小米加水煮粥，近熟时加入甘蔗汁、梨汁混匀即可。每日2次。

【功效】清热生津，下气润燥止咳。

【应用】肺燥咳嗽，症见咽干痰稠等。

#### ◆ 鸭梨薏苡仁粥

【原料及做法】鸭梨500克，薏苡仁100克，冰糖50克。薏苡仁洗净，加水浸泡后捞起沥干。鸭梨切成小块备用。将薏苡仁、鸭梨块和冰糖一起放入锅中，加适量水，熬煮至薏苡仁熟烂即可。可作为早餐食用。

【功效】清热除烦，止咳化痰。

【应用】痰热咳嗽，痰黄稠、咯吐不爽等症。

## ◆ 萝卜粥

【原料及做法】新鲜白萝卜 250 克，粳米 100 克。将白萝卜洗净切碎，同粳米煮粥；或用鲜萝卜捣汁和粳米同煮为粥。每日早、晚温热食用。

【功效】化痰止咳，消食利膈。

【应用】咳喘多痰、腹胀满闷等症。对丁小儿因食积所致的咳喘也有帮助。

## ◆ 山药杏仁糊

【原料及做法】山药 100g，甜杏仁（去皮、尖）50 克，小米 250 克，酥油适量。小米炒熟，研成面。甜杏仁炒熟，研细末，与小米面混合拌匀备用。山药煮熟，去皮、捣泥，备用。每日晨起用少量开水冲调甜杏仁小米面 6～10 克，加入山药泥适量及少许酥油调匀，亦可加少许糖调味，空腹时食用。

【功效】补益肺肾，止咳平喘。

【应用】肺肾两虚之久咳虚喘，或自汗易感者。

## ◆ 蜂蜜杏仁粥

【原料及做法】蜂蜜 15 克，苦杏仁 10 克，粳米 100 克。将苦杏仁用开水焯一下，去皮、尖。粳米淘洗干净，与苦杏仁同放入炖锅内，加水 800 毫升，置大火上烧沸，再用小火炖煮 30 分钟，加入蜂蜜搅匀即成。每日 1 次。

【功效】润肺止咳。

【应用】咳嗽、咽喉疼痛、口干烦渴等。

## ◆ 荸荠萝卜杏仁粥

【原料及做法】荸荠（马蹄）60 克，白萝卜 30 克，苦杏仁、冰糖各 15 克，大米 50 克。苦杏仁去皮、尖，备用。荸荠、白萝卜洗净去皮，切成小块备用。大米，淘净。将以上 4 种食材一起放入锅内，加水适量，小火煮熟，放入冰糖调味，煮成粥。每日分 2 次服完，连服数日。

【功效】润肺化痰，降气平喘。

【应用】痰多咳喘。

## ◆ 核桃粥

【原料及做法】核桃仁 120 克，粳米 100 克。核桃仁和粳米加水煮成稀粥，可以加适量糖调味。每日 1～2 次，连服数日。

【功效】补脾益肾。

【应用】肺肾两虚引起的咳喘、大便不利，或体虚乏力者。

## ◆ 丝瓜绿豆粥

【原料及做法】丝瓜、粳米各50克，绿豆25克。将粳米与绿豆浸泡洗净，放入锅内加入适量水，烧开后改为小火。丝瓜洗净去皮，切成小丁，待米熟粥成时，将丝瓜加入粥内，煮熟即可。可作为早餐食用。

【功效】补脾益胃，清热化痰，凉血解毒。

【应用】痰喘咳嗽、身热烦渴等。

## ◆ 百合粳米粥

【原料及做法】粳米50克，鲜百合50克，冰糖适量。粳米煮粥，临熟时放入百合煮熟，食用时放冰糖调匀。

【功效】补中益气，健脾和胃，除烦。

【应用】咳嗽、气喘、乏力、食欲不佳等。

## ◆ 甘蔗高粱粥

【原料及做法】高粱米30克，甘蔗汁适量。高粱米按常法煮粥，越烂越好，待高粱粥将成时，加入甘蔗汁即可。可作为早餐食用。

【功效】除湿热，止烦渴。

【应用】老年人虚热咳嗽。

## ◆ 燕麦百合粥

【原料及做法】燕麦 150 克，百合 50 克。先将百合洗净，放入锅中，加水煮沸，待到熟后，放入燕麦，搅匀煮沸即成。每日早、晚分食。

【功效】润肺止咳，固表敛汗。

【应用】慢性干咳。

## ◆ 冰糖燕窝粥

【原料及做法】燕窝 10 克，上等大米 100 克，冰糖 50 克。将燕窝放入温水中泡软，择去绒毛污物，再放入开水碗中继续涨发。大米淘净后放锅内，加水适量，用旺火烧开后改用文火熬煮，再将泡好的燕窝放入锅中与大米同煮 1 小时左右，最后加入冰糖调味即可。

【功效】益气养阴，润肺止咳。

【应用】肺虚久咳等。

## ◆ 百合糯米粥

【原料及做法】鲜百合 30 克（或干百合 20 克），糯米 50 克，冰糖 30 克。百合洗净、切碎。如用干百合，先用温水浸泡软再切碎。糯米淘净，与百合同煮。先用大火煮沸，后用小火熬至极烂，放冰糖搅匀溶化即可。一次或分次服食。

【功效】益气、滋阴、润肺。

【应用】阴虚久咳等。

## ◆ 胡桃仁粳米粥

【原料及做法】胡桃仁 50 克，粳米 50 克，白糖适量。将胡桃仁切细，备用。粳米洗净，煮粥。待粥半熟时，放入胡桃仁，用小火煮至胡桃仁烂熟、粥汁稠黏时关火，最后放入白糖搅匀即可。

【功效】健脾益气，补肺定喘。

【应用】肺胃亏虚，咳嗽气喘等症。

## ◆ 二仁粥

【原料及做法】薏苡仁 30 克，苦杏仁 10 克，冰糖少许。薏苡仁洗净，煮粥，待半熟时，加入苦杏仁（去皮、尖），小火煮熟，最后加入冰糖即可。早、晚温服。

【功效】祛痰利湿，止咳平喘。

【应用】痰湿咳嗽，症见痰多而黏、胸闷纳呆、口黏不渴等。

## ◆ 猪肺粥

【原料及做法】猪肺 500 克，粳米 100 克，薏苡仁 50 克，料酒、葱、姜、盐、味精各适量。将猪肺洗净，加水适量，放入料酒，煮至七成熟，捞出切成丁，同淘净的粳米、薏苡仁一起放入锅内，并加葱、姜、盐、味精，先置急火上烧沸，然后改小火煨炖至米熟烂即可。可经常食用。

【功效】补脾肺，止咳。

【应用】慢性支气管炎，症见咳嗽。

# 哮 喘

## ◆ 干姜茯苓粥

【原料及做法】干姜5克，茯苓15克，大米100克。将干姜、茯苓先单煮，去渣留汁，再与大米煮成稀粥。每日1次，连服5日。

【功效】温中散寒。

【应用】寒饮咳喘，症见呼吸急促、咳嗽痰多、痰白清稀呈泡沫状、喉间痰鸣音、胸闷如窒等。

## ◆ 核桃红枣芡实粥

【原料及做法】核桃仁20克，红枣10克，大米50克，芡实30克。上述食材一起煮粥食用。可常服。

【功效】健脾。

【应用】症见气短息促、动则喘甚、咳吐泡沫痰、畏寒肢冷、腰膝酸软。

## ◆ 银杏糯米红枣粥

【原料及做法】糯米 50 克，银杏 10 枚，红枣 10 枚，白糖适量。银杏去心，与糯米、红枣共入锅中煮粥，粥成后可加入适量白糖调味。

【功效】补中益气，和胃。

【应用】哮喘。

## ◆ 丝瓜花大米粥

【原料及做法】大米 50 克，丝瓜花 10 克，蜂蜜 15 克。大米洗净，煮粥，待米熟粥成时，将洗净的丝瓜花放入锅中，小火再煮 10 分钟，倒入蜂蜜搅匀即成。每日 3 次。

【功效】清热止咳，消痰气。

【应用】肺热咳喘，症见气促等。

## ◆ 二仁糯米粥

【原料及做法】糯米、核桃仁、苦杏仁各 50 克，生姜 50 克，蜂蜜适量。核桃仁、苦杏仁用水浸泡，分别去皮、尖，切碎。生姜洗净，切末。糯米入锅内煮粥，粥成后加入切碎的桃仁、苦杏仁及姜末，小火煮 5 ～ 10 分钟，再加适量蜂蜜搅匀即成。临睡觉前服，共分 10 次服完。

【功效】补虚润肺，止咳定喘。

【应用】虚喘，症见老年体虚、咳喘日久、精神倦怠乏力等。

## ◆ 四仁鸡子糊

【原料及做法】白果、甜杏仁各 100 克，胡桃仁、花生仁各 200 克，鸡蛋 30 个，冰糖适量。将甜杏仁、胡桃仁、花生仁、去心白果共捣碎，混匀，每次取 20 克，加水 300 毫升，煮沸后打入鸡蛋 1 个，调入冰糖即可。晨起服用，连服 30 天。

【功效】扶正固本，补肾润肺，纳气平喘。

【应用】肺肾气虚，症见咳喘时作、面色少华、声低气促等。

# 中 暑

## ◆ 冬瓜粳米粥

【原料及做法】冬瓜 1000 克，粳米、薏苡仁各 90 克，鲜荷叶 1 小张，盐适量。冬瓜洗净，切块，不去皮、仁、瓤，与淘洗干净的粳米、薏苡仁，剪碎的鲜荷叶，一同放入锅中，加适量水煮成粥，加盐调味即可。分顿食用。

【功效】清解暑热。

【应用】中暑，症见烦渴、出汗过多、小便短少等。

## ◆ 扁豆薏苡仁粥

【原料及做法】白扁豆、薏苡仁各 60 克，一起放入锅中，加水煮粥食用。每日 2 次。

【功效】健脾，清暑，利湿。

【应用】预防中暑。

## ◆ 南瓜绿豆粥

【原料及做法】南瓜 500 克，绿豆 50 克，精盐适量。南瓜洗净，切成小块。绿豆洗净，放入锅内，加少许精盐，用温水 500 毫升浸泡 10 分钟，旺火煮沸，放入南瓜块，继续煮沸后，再用小火煮 30 分钟至瓜豆全部烂熟即可。

【功效】补中益气，消炎止痛，解毒杀虫。

【应用】预防中暑。

## ◆ 苦瓜粳米粥

【原料及做法】苦瓜、冰糖各 50 克，粳米 200 克，盐 2 克。先将粳米浸泡洗净，再将苦瓜洗净、切开、去瓤、切小丁，与粳米一同放入锅中，加入适量开水，并放入冰糖、盐，熬煮至米烂粥成即可。作为早餐食用。

【功效】泻火解毒，清暑止渴。

【应用】夏季感受暑邪，症见烦躁、口渴、乏力。

# 高血压/高脂血症

## ◆ 菠菜大枣粥

【原料及做法】菠菜 250 克，大枣 15 个，粳米 100 克。将大枣、粳米洗净，一起放入锅内，加水煮粥，八成熟时加入菠菜，再煮至粥熟即成。

【功效】敛阴润燥，益气养血。

【应用】血虚型高血压。

## ◆ 香菇豆腐粥

【原料及做法】水发香菇 50 克，豆腐 120 克，大米 100 克，姜、蒜、盐、香油各适量。香菇去蒂、切碎，豆腐切小块，姜切丝，蒜切片，备用。大米入锅煮至五成熟，加入香菇、豆腐、姜丝、蒜片、盐，同煮至粥成，调入香油即可。每日早、晚温热服食，15 天为 1 个疗程。

【功效】益气补虚，降脂降压，健脾和胃。

【应用】高血压、高脂血症等。

## ◆ 玉米须荷叶粥

【原料及做法】玉米须、荷叶各 10 克，决明子 20 克，大米 100 克，盐 1 克，葱 5 克。大米洗净，置冷水中泡发半小时，捞出沥干水分备用。玉米须洗净，稍浸泡，捞出沥干水分备用。荷叶洗净，葱洗净、切末，备用。先将决明子、荷叶和玉米须一起放入锅中，加适量水煎汁，去渣留汁，再放入大米煮至粥成，调入盐拌匀，最后撒上葱化即可。

【功效】清热利水，清肝明目，润肠通便，降压降糖。

【应用】高血压、高血糖等。

## ◆ 绿豆海带粥

【原料及做法】绿豆 50 克，海带 50 克，大米 100 克。绿豆用清水泡软。海带反复漂洗干净，切成小块。大米洗净，备用。将绿豆、大米一起放入锅内煮粥，粥五成熟时加入海带块，再煮至粥熟即成。每日 1 次，连服 20 ～ 30 天。

【功效】疏肝降脂，利尿消肿。

【应用】高血压、高脂血症等。

## ◆ 苹果海蜇粥

【原料及做法】苹果 1 个，海蜇 60 克，粳米 100g。苹果洗净，去皮，切块。海蜇洗净，切块。海蜇和粳米一起放入锅中，待粥半熟时加入苹果，至粥成。1次吃完，每日 2～3 次。

【功效】祛脂降压。

【应用】高血压、高脂血症等。

### ◆ 桑椹芝麻粥

【原料及做法】桑椹 60 克，黑芝麻、白砂糖各 30 克，大米 100 克。桑椹、黑芝麻、大米淘净，备用。锅内加水适量，放入桑椹、黑芝麻、大米煮粥，粥熟后放入白砂糖调味即可。每日 1～2 次，可长期食用。

【功效】滋阴养血，补益肝肾。

【应用】高血压、高脂血症等。

### ◆ 红茶粥

【原料及做法】红茶 10 克，粳米 50 克，白砂糖适量。先煮茶叶，煎取浓汁，然后去茶叶，加入粳米、白砂糖煮成稀粥。可作为早餐食用。

【功效】化痰消食，生津止渴，利尿消肿。

【应用】高血压、心烦口渴、食积停滞等病症。

### ◆ 葛根粉粥

【原料及做法】葛根粉 30 克，粳米 100 克。新葛根（粉葛）洗净切片，经水磨石澄取淀粉，晒干备用。葛根粉与粳米共煮粥即可，可作为早餐食用。

【功效】清热生津，降血压。

【应用】高血压、冠心病、口干烦渴等病症。

## ◆ 苦瓜番茄瘦肉粥

【原料及做法】苦瓜 30 克，猪肉 100 克，芹菜 30 克，大米 80 克，番茄 50 克，盐 3 克，鸡精 1 克。苦瓜、猪肉、芹菜、番茄洗净，切丁，备用。锅中放适量水、大米，大火煮开，加入猪肉、苦瓜，煮至猪肉熟后改小火，放入番茄和芹菜，待大米熬至浓稠时，加盐、鸡精调味即可。

【功效】降血压。

【应用】高血压。

## ◆ 水果麦片粥

【原料及做法】燕麦 100 克，山楂 5 个，梨、橘子、香蕉各 1 个，苹果半个，黄瓜 1 小段，白砂糖少许。苹果、梨、香蕉、橘子去皮，山楂洗净去核，黄瓜洗净，以上原料全部切丁。锅内加入水 600 毫升，大火烧开后，放入燕麦，用中火煮 3 ～ 5 分钟，再将切好的各种水果及白砂糖放入燕麦粥中，煮片刻即成。可作为早餐食用。

【功效】清热利尿，排湿解毒。

【应用】高脂血症。

### ◆ 燕麦绿豆粥

【原料及做法】燕麦 100 克，绿豆、玉米粉各 60 克，蜂蜜适量。将洗净的绿豆放入锅中，加水，大火煮沸，改小火煮至绿豆软烂。用凉开水将燕麦、玉米粉调匀，倒入锅中，煮至粥成，稍凉，加入蜂蜜调味即成。每日 1 剂，分 2 次温服，可常服。

【功效】调中健脾，清热利水，降脂降压。

【应用】脾虚湿盛型高脂血症。

### ◆ 玉米粉粳米粥

【原料及做法】玉米粉、粳米各适量。将洗净的粳米、适量水放入锅中，煮开，待粳米八成熟时，倒入用凉开水调匀的玉米糊，煮至粥成。

【功效】调中开胃，益肺宁心，降低血脂。

【应用】高脂血症、冠心病等。

### ◆ 蚕豆粥

【原料及做法】蚕豆 60 克，大米 100 克。将蚕豆、大米加适量水煮成粥。每日早、晚温服。

【功效】补益脾胃，清热利湿。

【应用】高血压、高脂血症等。

## ◆ 大蒜粳米粥

【原料及做法】紫皮大蒜（去皮）30 克，粳米 100 克。紫皮大蒜、粳米加水适量煮粥。早、晚温热服食。

【功效】降血脂。

【应用】高脂血症。

## ◆ 菊花决明子粥

【原料及做法】菊花 10 克，决明子 10 ～ 15 克，粳米 50 克，冰糖适量。决明子放入砂锅内炒至微香取出，待冷后与菊花、适量水同煮，去渣取汁，粳米放入药汁中煮粥，粥将熟时加入冰糖，再煮一二沸即可。每日 1 次，5 ～ 7 天为 1 个疗程。

【功效】清肝明目，降压通便。

【应用】高血压、高脂血症等。

【注意】大便泄泻者忌用。

## ◆ 猪骨番茄粥

【原料及做法】番茄 300 克，猪骨 200 克，粳米 100 克，盐适量。番茄洗净，切成小块。猪骨砸碎，放入锅内，加适量清水，大火煮沸后转用小火熬煮 1 小时左右。取猪骨汤，在猪骨汤中加入粳米，煮至米烂汤稠，加入番茄块，放入适量盐拌匀即可。每日 1 剂，空腹服用。

【功效】补肾益气，降低血脂。

【应用】高脂血症等。

# 低血压

## ◆ 鲫鱼糯米粥

【原料及做法】鲫鱼 1 条（400 克左右），糯米 50 克。将鲫鱼刮鳞、去肠杂、洗净，装入纱布中，与糯米煮粥。早、晚餐食用。每周 2 次，连用 9 周。

【功效】健脾益气。

【应用】低血压，症见头晕目眩、面色萎黄、气短乏力等。

## ◆ 黄芪糯米粥

【原料及做法】红枣 10 枚，黄芪 16 克，糯米 50 克。黄芪水煎去渣，药汁加红枣、糯米同煮粥。每晚 1 次，连服 2 个月。

【功效】益气养血。

【应用】低血压，症见头晕目眩、面色萎黄、气短乏力等。

# 冠心病

## ◆ 薤白葱粥

【原料及做法】薤白10～15克（鲜品30～60克），粳米50～100克，葱白3根。薤白洗净切碎，与粳米、葱白同时入锅，加水适量煮成稀粥。每日2～3次温服。

【功效】行气宽胸。

【应用】冠心病缓解期。

## ◆ 咸蛋牡蛎粥

【原料及做法】牡蛎、粳米各100克，咸鸭蛋2个。牡蛎加水1000毫升煎煮，去渣取汁，以药汁煮粳米成粥，加入咸鸭蛋再小火煮10分钟即可。早、晚温服。

【功效】补肝肾，养心神。

【应用】冠心病。

## ◆ 三七粉粥

【原料及做法】三七粉6克，粳米100克，白砂糖适量。

粳米洗净，放入砂锅中，加水适量，煮至米烂汤稠时，调入三七粉和白砂糖，再煮一二沸即可。每日 2 次，温热服，30 天为 1 个疗程。

【功效】活血散瘀，止血定痛。

【应用】冠心病、高脂血症等。

【注意】妊娠女性、风寒感冒者不宜服用。

## ◆ 丹参砂仁粥

【原料及做法】丹参 15 克，砂仁 3 克，檀香 5 克，粳米 50 克，白砂糖适量。丹参、砂仁、檀香煎取浓汁去渣。粳米淘洗干净入锅，加入适量清水煮粥，待粥熟后加入药汁、白砂糖，稍煮一二沸即成。每日 2 次，早、晚温服。

【功效】行气化瘀，活血止痛。

【应用】冠心病。

# 心 悸

## ◆ 莲子心粳米粥

【原料及做法】莲子心 1 ～ 2 克，粳米 50 克。一起放入锅中，加适量水，煮粥服用。每日 2 ～ 3 次，可常服。

【功效】清心安神。

【应用】心悸，症见善惊易恐、坐卧不安、多梦易醒等。

## ◆ 龙眼粳米红枣粥

【原料及做法】龙眼肉 10 ～ 15 克，粳米 50 克，红枣 3 ～ 5 枚，红糖适量。龙眼肉、粳米、红枣一同放入砂锅内，如常法煮粥，粥熟后加红糖适量。温热服食，每日 1 次。

【功效】补心养血，开胃益脾，安神益智。

【应用】心悸，症见头晕、面色无华、倦怠乏力、多梦等。

## ◆ 葡萄干粳米粥

【原料及做法】葡萄干 10 克，山药 20 克，莲子肉 20 克，粳米 50 克，白糖适量。葡萄干、山药、莲子肉、粳米加水同煮成粥，加白糖调匀即可。每日 1 次，可常服。

【功效】健脾安神。

【应用】心悸气短，症见神疲乏力、口淡无味等。

# 消化不良

## ◆ 胡萝卜粥

【原料及做法】新鲜胡萝卜适量，粳米 250 克。将胡萝卜切碎，同粳米煮粥。可作为早餐食用。

【功效】健胃补脾。

【应用】食欲不振或消化不良、皮肤干燥症、夜盲等。

## ◆ 小米山药粥

【原料及做法】小米 50 克，怀山药 25 克，白糖适量。小米、怀山药按常法共煮粥，最后放入白糖调味。每天食用 2 次。

【功效】补脾益胃，温肾助生长。

【应用】消化不良及小儿脾胃虚弱。

## ◆ 双芽鸡内金牛肚粥

【原料及做法】麦芽、谷芽各 30 克，鸡内金 10 克，牛肚 500 克，大米 50 克，盐适量。麦芽、谷芽与鸡内金一起装纱布袋内。牛肚用沸水透刮净，切成小丁。大米淘净，与牛肚丁、布袋一起放锅内煮至烂熟，加盐调味食用。

【功效】健脾开胃，导滞化积。

【应用】消化功能紊乱及疳积等。

## ◆ 山楂神曲大米粥

【原料及做法】山楂 30 克，神曲 15 克，大米 100 克，红糖适量。山楂、神曲洗净捣碎后，加水煎煮，去渣取汁，放入淘净的大米如常法煮粥，粥稠加红糖趁热食用。

【功效】开胃消食，行气散瘀。

【应用】消化不良、腹痛、腹泻等。

【注意】胃酸过多者慎用；脾虚胃弱、消化性溃疡和龋齿者，不宜服用。

# 食欲不振

## ◆ 籼米乳粥

【原料及做法】籼米50克，鲜牛奶100克，酥油、白糖各适量。籼米煮熟后加入牛奶煮沸，再放酥油、白糖调匀即成。

【功效】养胃和脾，温中止泄。

【应用】食欲不佳、神疲乏力等。

## ◆ 椰子粥

【原料及做法】椰子肉（切碎）、糯米、鸡肉、植物油、盐各适量。将椰子肉、糯米、鸡肉放入锅中同煮，待米熟粥成后，用植物油、盐调味即可。每日1次，温热服食。

【功效】补脾益胃，强身健体。

【应用】脾虚倦怠、食欲不振、手足无力、体弱头昏等。

# 呕 吐

## ◆ 胡椒粥

【原料及做法】胡椒粉 3 克，粳米 100 克，葱末、姜末、盐各适量。先将粳米熬煮成粥，再放入葱末、姜末、盐，调匀稍煮，趁热撒入胡椒粉即可。

【功效】温中散寒，除湿止痛。

【应用】呕吐、泄泻、脘腹冷痛等。

## ◆ 干姜粳米粥

【原料及做法】干姜 3～6 克（鲜姜 20 克），粳米 100 克。先将干姜研成末（或鲜姜榨汁），再将洗净的粳米与姜末（或姜汁）同入开水锅内熬粥，粥熟即可。早、晚温服。

【功效】温中回阳，温肺化饮。

【应用】脘腹冷痛、呕吐泄泻，或咳嗽气喘、形寒背冷、痰多清稀等。

# 呃　逆

## ◆ 干姜花椒粥

【原料及做法】干姜 5 克，高良姜 4 克，花椒 3 克，粳米 100 克，红糖 15 克。将干姜、高良姜、花椒洗净，姜切片，用白净纱布包好，粳米淘洗净，将所有食材一起放入锅中，加适量清水，煮开 30 分钟后取出药包，待米熟粥成后即可食用。

【功效】暖胃散寒，温中止痛。

【应用】脾胃虚寒所致的呃逆、呕吐等。

## ◆ 橘皮玉米粥

【原料及做法】玉米渣 50 克，橘皮 10 克。橘皮放入水中煎煮 30 分钟，弃渣取汁，再入玉米渣煮粥，最后加白糖调味即成。

【功效】补中健胃。

【应用】呃逆、呕吐、胸腹胀满、不思饮食等。

【注意】脾胃虚弱者不宜多食玉米。

# 腹 泻

## ◆ 生姜粳米粥

【原料及做法】生姜 5 片，粳米 50 克，党参 6 克，茯苓 6 克。党参、茯苓、生姜加水煎汁，去渣取汁，再加入粳米煮粥服用。

【功效】益气健脾，温中散寒。

【应用】中老年因脾胃虚寒所致的腹泻。

## ◆ 山药粥

【原料及做法】干山药片（铁棍山药片）45 ～ 60 克（或鲜山药 100 ～ 120 克），粳米 100 ～ 150 克。将山药洗净切片，同粳米加适量水共煮粥。早、晚餐分食。

【功效】补脾胃，滋肺肾。

【应用】脾虚腹泻、慢性久痢、虚劳咳嗽、食少体倦以及老年性糖尿病等。

#### ◆ 马齿苋粥

【原料及做法】马齿苋 250 克，粳米 60 克。粳米加水适量，煮成稀粥，马齿苋切碎后下锅，煮熟。空腹食用。

【功效】清热解毒，益胃和中。

【应用】湿热腹泻、痢疾便血等。

#### ◆ 荔枝莲子山药粥

【原料及做法】荔枝 50 克，莲子、山药各 10 克，粳米 100 克，白砂糖适量。先将山药去皮、切丁，莲子去皮、心，荔枝去核、切丁，粳米洗净。将粳米与莲子加水煮至快熟时入山药和荔枝丁，继续煮沸即成。早餐食用。

【功效】补脾补血。

【应用】老年人腹泻、贫血等。

#### ◆ 人参粳米粥

【原料及做法】人参末 3 克，粳米 100 克，冰糖适量。把以上 3 种食材同放入砂锅煮粥，空腹食之。

【功效】补五脏。

【应用】慢性腹泻、老年体弱、失眠健忘等病症。久服可强身健体，健身延年。

## ◆ 干姜木瓜粥

【原料及做法】干姜 30 克，木瓜 15 克，茯苓粉 50 克，粳米 60 克，红糖适量。干姜、木瓜加适量清水煮半小时，去渣取汁，再煮粳米，米将熟时加茯苓粉、红糖，小火熬煮至米熟。早、晚空腹服食，连服数日。

【功效】温中补虚，化湿止痢。

【应用】寒湿下痢、泄泻、腹胀等。

## ◆ 薏苡粳米粥

【原料及做法】薏苡仁 40 克，粳米 50 克，蜂蜜适量。将以上食材加水煮粥。每日分 2 次服用。

【功效】健脾利湿。

【应用】老年慢性腹泻。

## ◆ 鲜山药羊肉粥

【原料及做法】鲜山药（铁棍山药）500 克，羊肉、糯米各 250 克。羊肉去筋膜、洗净、切碎，与山药、适量水同煮烂，加入糯米，共煮为粥。早、晚餐温热服食。

【功效】补脾肾阳虚。

【应用】脾肾阳虚所致的慢性腹泻。

## ◆ 马齿苋山楂粥

【原料及做法】新鲜马齿苋 250 克，粳米 100 克，山楂 25 克。新鲜马齿苋洗净、切碎，山楂洗净、去核，备用。粳米洗净，先用大火煮沸，放入山楂改用小火煮至米烂粥成，最后放入马齿苋再煮沸几次即成。每日 1 次，温服。

【功效】清热利湿。

【应用】急、慢性肠炎所致的腹泻。

## ◆ 黄芪薏仁粥

【原料及做法】黄芪 15 克，薏苡仁 15 克，粳米 50 克。将以上食材共同煮粥食用。每日 1 次，温服。

【功效】补元气，止泄泻。

【应用】脾胃虚弱，症见大便泄泻、饮食不化、食后脘闷、神疲乏力、面色萎黄等。

## ◆ 棕榈花粥

【原料及做法】棕榈花 30 克，粳米 60 克，冰糖 10 克。粳米洗净，放入开水锅内煮粥，待粥熟，放入棕榈花与冰糖，再煮一二沸即可。每日早晚温热服食，3 ～ 5 日为 1 个疗程。

【功效】止血，涩肠，止痢，降压。

【应用】痢疾、泄泻、便血等。

## ◆ 紫苋粥

【原料及做法】紫苋菜 150 克，粳米 60 克，盐适量。苋菜洗净，切碎，放入锅内，加入洗净的粳米，再加适量水和盐，大火烧沸，改为小火煮粥。作为早餐食用。

【功效】清热止痢。

【应用】急性肠炎、急性细菌性痢疾等。

## ◆ 竹笋粳米粥

【原料及做法】鲜竹笋 50 克，粳米 50 克。粳米煮至半熟时，加入鲜竹笋片，熬成稠粥即成。

【功效】清热解毒，消痰益气。

【应用】久泻久痢等。

【注意】脾虚泄泻、肾炎及尿路结石患者应慎食。

## ◆ 山茶花粥

【原料及做法】糯米 50 克，山茶花 5 克，白砂糖 10 克。山茶花洗净，研末，备用。糯米煮粥，将熟时调入山茶花、白砂糖，稍煮即可。每日 1 次，早餐食用。

【功效】凉血止血，润肺养阴。

【应用】痢疾（红痢用红山茶花，白痢用白山茶花）、痔疮出血等。

### ◆ 苦菜粳米猪肉粥

【原料及做法】苦菜、粳米各 100 克，猪肉末 50 克，猪油 25 克，盐 5 克。苦菜去掉老根，洗净后切碎。粳米洗净后入锅，加清水适量，置火上烧开，加入盐、猪肉末熬煮成粥，再加入猪油、苦菜稍煮即可。每日 2 ～ 3 次。

【功效】清热解毒，凉血。

【应用】痢疾、肠炎、慢性气管炎、咽喉炎、扁桃体炎等。

### ◆ 石榴西米粥

【原料及做法】西谷米 50 克，石榴 150 克，蜂蜜 15 克，糖桂花 3 克。将鲜甜石榴去皮，取子掰散；西谷米洗净，入开水锅内略焯后捞出，再用冷水反复漂洗，沥干水分备用。锅中加入冷水、石榴子，煮沸约 15 分钟后，滤去渣，加入西谷米，待再沸后，调入蜂蜜、糖桂花即可。每日 1 次，作为早餐食用。

【功效】收敛固涩，止泻止血。

【应用】久泻、久痢等。

【注意】糖尿病患者不宜食用。

### ◆ 乌梅粥

【原料及做法】乌梅 15 ～ 20 克，粳米 100 克，冰糖适量。

将乌梅煎取浓汁去渣，入粳米煮粥，粥熟后加冰糖适量，稍煮即可。每日 2 次，温热食用。

【功效】涩肠止泻。

【应用】久泻久痢。

【注意】急性泻痢和感冒咳嗽者禁用。

## ◆ 葱白大米粥

【原料及做法】大米适量，葱白 5 根，食盐适量。大米煮成粥，熟前加葱白再煮，以食盐调味即可。温热服用。

【功效】止痢。

【应用】红白痢疾。

## ◆ 苦菜猪肉末粥

【原料及做法】苦菜、粳米各 100 克，猪肉末 50 克，盐 5 克。苦菜去掉老根，洗净后切碎。粳米洗净后入锅，加清水适量，置火上烧开，加入盐、猪肉末熬煮成粥，最后加入苦菜稍煮即可。每日 2～3 次。

【功效】清热解毒，凉血。

【应用】肠炎、阑尾炎等。

# 胃 痛

## ◆ 槟榔粳米粥

【原料及做法】槟榔 10 克，粳米 50 克。先将槟榔片煎汁去渣，加入粳米一同煮成粥。每日空腹顿食，3 日为 1 个疗程。

【功效】消积化食，下气驱虫。

【应用】脘腹胀痛、食积气滞、大便不畅以及多种寄生虫病等。

## ◆ 大麦羊肉粥

【原料及做法】大麦粒 100 克，羊肉 100 克，草果 6 克，生姜 3 克。羊肉切丝，生姜切片，与草果同入锅内煎汤取汁。大麦粒浸泡发胀、洗净后，用煎取的汤汁煮粥，加食盐调味即成。

【功效】益气宽中。

【应用】脘腹冷痛、腹泻、大便溏泄等。

## ◆ 桂浆粥

【原料及做法】肉桂 2 ～ 3 克，粳米 30 ～ 60 克，红糖适量。将肉桂煎取浓汁去渣，再用粳米煮粥，待粥煮沸后，调入肉桂汁及红糖，同煮为粥；或用肉桂末 1 ～ 2 克入粥内。每日 1 剂，每日 2 次。

【功效】补阳气，暖脾胃，散寒止痛。

【应用】脘腹疼痛、肠鸣腹胀、消化不良等。

## ◆ 羊肉粳米粥

【原料及做法】鲜瘦羊肉 250 克，粳米 50 ～ 100 克。先把羊肉切成小块，再加粳米同煮为粥，调味即可。每天早晨服食 2 次。

【功效】温中健胃。

【应用】胃脘隐痛、喜揉喜按，食欲减退、食后饱胀等。

## ◆ 蜂蜜马铃薯糊

【原料及做法】马铃薯（不去皮，洗净）300 克，蜂蜜适量。马铃薯洗净、切块，用水煮成糊状，服时加蜂蜜调匀。每日 2 次。

【功效】养胃益阴。

【应用】慢性胃炎属胃阴不足者。

## ◆ 山药粉粥

【原料及做法】干山药适量，打成粉，平摊在微波炉的玻璃盘上用中火烤熟。每次定时 1 分钟，待山药末烤出香气，即可用密封罐盛装。每天取 20 ～ 30 克熟山药粉，熬粥或直接冲服。

【功效】补脾养胃，补肺益肾。

【应用】慢性胃炎、脾虚久泻、慢性肠炎等。

## ◆ 银耳粳米粥

【原料及做法】水发银耳 25 克，粳米 100 克，冰糖适量。水发银耳、粳米共煮成粥，最后加入冰糖调味即可。

【功效】润肺生津，滋阴养胃，补气和血等。

【应用】胃炎，症见体虚乏力、食欲不振、便秘等。

【注意】感冒咳嗽患者慎用。

## ◆ 糯米枣粥

【原料及做法】糯米 100 克，红枣 8 克。按常法煮粥至极烂，日常食用。

【功效】养胃健脾。

【应用】胃及十二指肠溃疡、慢性胃炎。

## ◆ 高良姜粳米粥

【原料及做法】高良姜 30 克，粳米 50 克。高良姜加适量水，用砂罐煎取药汁，再将药汁和粳米煮粥，空腹食之。每日 1 次，连服 3 ～ 7 天。

【功效】温中散寒。

【应用】胃寒性胃痛。

# 肝硬化

## ◆ 鲤鱼大米粥

【原料及做法】鲤鱼 250 克，去鳞、腮及内脏，薏苡仁 30 克，大蒜 15 克，大米适量。鲤鱼装入布袋内，与其他食材共煮粥食用。

【功效】运脾利水。

【应用】肝硬化，症见腹胀如鼓、腹部按之坚硬、腹水、面色萎黄、脘腹痞满、食欲不振、小便短少。

## ◆ 茄子肉丝粥

【原料及做法】茄子 250 克，猪瘦肉 150 克，大米 200 克，盐、香油各适量。茄子切成小块，猪肉切成丝。锅内放入大米煮粥，待五成熟时加入猪肉、茄子块，续煮至熟，调入盐、味精、香油即成。每日早、晚食用，10～15 日为 1 个疗程。

【功效】清热解毒，宽畅利气，利尿消肿。

【应用】肝硬化。

◆ 桃仁大米粥

【原料及做法】桃仁 15 克（去皮、尖，洗净，打碎），大米 60 克。桃仁与大米一起煮粥，粥熟用白糖调味。每日 1～2 次，经常服食。

【功效】活血通络。

【应用】肝硬化。症见肝脾肿大，两胁胀痛，面色晦暗，口唇发紫，或有蜘蛛痣、肝掌，腹部青筋暴露。

# 脂肪肝

## ◆ 香菇小米粥

【原料及做法】水发香菇 50 克，小米 100 克。将香菇切成小丁，与小米一同放入锅中，加适量清水煮至粥成。每日早、晚食用。

【功效】降脂降压，健脾益胃。

【应用】脂肪肝、高血压。

## ◆ 香菇山楂粥

【原料及做法】山楂 15 克，香菇 10 克，粳米 50 克，白砂糖适量。山楂、香菇加温水浸泡，水煎去渣，取浓汁，再加水适量，与粳米、白砂糖共煮成粥。早餐食用。

【功效】健脾消食，活血化瘀。

【应用】脾胃虚弱或兼血瘀型脂肪肝。

## ◆ 绿豆薏米粥

【原料及做法】绿豆、薏苡仁各 1 大匙，蜂蜜少许。绿豆、薏苡仁洗净，用水浸泡一夜，捞出沥干备用。把绿豆和薏苡仁放入锅中，加清水用大火烧开，再转小火煮至熟透即可。可依个人口味调入蜂蜜食用。

【功效】降脂利水。

【应用】脂肪肝、肥胖者。

# 慢性胰腺炎

## ◆ 樱桃糯米粥

【原料及做法】白玫瑰花 5 朵，糯米 60 克，樱桃 10 个，白糖适量。先把糯米淘洗干净，加适量清水煮粥，待粥将成时放入玫瑰花、樱桃，稍煮几沸，调入白糖即可。经常酌情饮用。

【功效】理气疏肝，健脾开胃助消化。

【应用】慢性胰腺炎，症见上腹部胀痛、嗳气频频、厌食油腻、进食荤腥则腹痛腹胀加重，且与情志变化有关。

## ◆ 玉米面橘皮粥

【原料及做法】玉米面 50 克，鲜橘皮适量。鲜橘皮洗净，切丝，放锅内，加清水，用文火煮半小时。玉米面在碗内调成糊状，徐徐倒入锅内搅匀即可。

【功效】理气疏肝，健脾开胃助消化。

【应用】慢性胰腺炎，症见上腹部胀痛、嗳气频频、厌食油腻、进食荤腥则腹痛腹胀加重，且与情志变化有关。

### ◆ 扁豆薏米粥

【原料及做法】扁豆 20 克，薏苡仁 30 克，粳米 50 克。上述食材加水如常法煮粥。

【功效】健脾祛湿。

【应用】慢性胰腺炎，症见头身困重、口淡不渴、左上腹隐痛、胀痛、食欲不振、消瘦、面容憔悴等。

# 水 肿

## ◆ 瓜豆消肿粥

【原料及做法】冬瓜 500 克，赤小豆 60 克，生薏苡仁 30 克。将冬瓜洗净，去瓤和籽，切成小块。将赤小豆、生薏苡仁用清水冲洗干净。将上述食材一起放入大砂锅内，加水适量，用旺火煮沸后改用小火煮至豆烂。每日服用 2 次，每次适量，连服数剂。

【功效】清热，利水，补脾。

【应用】湿热所致的肾炎，症见浮肿尿少、纳呆等。

## ◆ 枣豆粥

【原料及做法】红枣、赤小豆、花生（连皮）各 30 克。将上述食材用清水冲洗干净，放入锅内，加适量清水，置小火上煎煮，以豆烂熟为度。连续食用。

【功效】利水，健脾。

【应用】慢性肾炎，症见体虚、浮肿、乏力、面色不华等。

## ◆ 白菜薏苡仁粥

【原料及做法】白菜 500 克，薏苡仁 60 克。先将薏苡仁煮成稀粥，再加入切好、洗净的白菜，煮二三沸，待白菜熟即成。不可久煮，食用时不加盐。每日 1 剂，分 2 次食用。

【功效】祛湿，解毒，利水。

【应用】湿毒浸淫型急性肾小球肾炎，症见面浮肢肿等。

## ◆ 玉米扁豆红枣粥

【原料及做法】玉米 50 克，白扁豆 25 克，红枣 6 枚，粳米 50 克，红糖适量。上述食材一起放入锅内，加适量水，慢熬成稀粥，以豆烂为度，最后加适量红糖调味。空腹食用。

【功效】健脾利水。

【应用】肾炎，症见全身轻度浮肿，下肢明显，按之凹陷不易恢复等。

## ◆ 肉桂粳米粥

【原料及做法】肉桂 2 克，粳米 100 克。先将肉桂煎取浓汁 100 毫升。粳米入砂锅加水适量，以文火煮至粥成，加入肉桂汁搅匀，稍煮片刻即可。分 2 次服下，连服 3 ～ 5 天。

【功效】温补脾肾。

【应用】水肿反复发作，腰以下水肿为甚，按之凹陷不易恢复，口淡不思饮食等。

### ◆ 山药红枣粳米粥

【原料及做法】鲜山药 60 克，红枣 10 枚，粳米 50 克。将以上食材洗净，共置一起，按常法煮粥。空腹食用，可常服。

【功效】健脾利水。

【应用】浮肿，伴见面色无华、头晕耳鸣、疲劳乏力、腰膝酸软等。

### ◆ 黄芪粳米粥

【原料及做法】黄芪 20 克，粳米 50 克，红糖适量。先将黄芪加水煎至 100 毫升，备用。粳米加适量水，文火慢熬成粥，兑入黄芪汁，最后加入少许红糖调味。温热服食，可常服。

【功效】利水消肿。

【应用】全身浮肿，腰以下为甚，按之凹陷不易恢复，伴见食欲不振、腹胀等。

### ◆ 鸭子粳米粥

【原料及做法】鸭子 1 只，粳米 100 克，葱、姜、食盐各适量。先将鸭子宰杀去毛，剖腹，除去肠杂，洗净，剁成小块,加水熬取浓汁。取鸭汤与粳米同入砂锅,以文火煮粥,等粥将熟时,加入葱、姜、食盐少许,搅匀稍煮片刻即可。定期食用。

【功效】利水消肿。

【应用】水肿反复发作,伴见精神疲惫、面色潮红、头晕目眩、心烦失眠等。

## ◆ 山药大枣糯米粥

【原料及做法】山药粉 12 克,薏苡仁、大枣各 15 克,荸荠粉 3 克,糯米 75 克,白砂糖适量。薏苡仁洗净,放入锅中,加水煮至开裂时,放入糯米、大枣,共煮至烂,撒入山药粉,边撒边搅,再煮 20 分钟后,撒入荸荠粉,搅匀后停火,加入白砂糖即可。分 3 次服用。

【功效】健脾益气,利湿止泻,生津止渴。

【应用】营养不良性水肿等。

## ◆ 豆枣玉米粥

【原料及做法】玉米、红枣各 50 克,白扁豆 25 克。上述食材分别洗净后,按常法煮粥。每日 1 次。

【功效】健脾益气,利水消肿。

【应用】营养不良性水肿等。

## ◆ 赤豆粳米粥

【原料及做法】赤小豆适量，粳米 100 克。将赤小豆浸泡半日后，同粳米煮粥。作为早餐食用。

【功效】健脾益胃，利水消肿。

【应用】水肿、肥胖等。

## ◆ 豇豆大枣粥

【原料及做法】鲜豇豆 100 克，大枣 8 个，大米 100 克，蜂蜜适量。锅中放入大米、大枣、豇豆，同煮成粥，调入蜂蜜即成。每日早餐服食，15 日为 1 个疗程。

【功效】补肾生精，健脾理气。

【应用】脾虚水肿。

## ◆ 葫芦粥

【原料及做法】陈葫芦粉（越陈越好）10 ～ 15 克，粳米 50 克，冰糖适量。先将粳米、冰糖同入砂锅内，加水 500 毫升，煮至米开时，加陈葫芦粉，再煮片刻，以粥稠为度。每日 2 次，温热顿服，5 ～ 7 日为 1 个疗程。

【功效】利水消肿。

【应用】心脏病性水肿、脚气水肿及肾炎水肿等。

## ◆ 茯苓粳米粥

【原料及做法】茯苓粉 20 克，粳米 200 克。将粳米淘洗干净，加茯苓粉，放锅内加水适量，先用大火烧开，后改为小火，煎熬至米烂即成。每日 1 次。

【功效】健脾利湿。

【应用】老年性水肿、肥胖、小便不利、腹泻等。

## ◆ 蛤蜊粥

【原料及做法】蛤蜊肉 200 克，粳米 100 克，蒜、油少许。先将粳米淘净下锅煮粥。另锅下油烧热，放蒜片炒香后，续下蛤蜊肉炒熟，加入将熟的粥锅里，稍煮一会儿即成。早晚温热服食。

【功效】滋阴利水，化痰软坚。

【应用】水肿、崩漏、痔疮等。

## ◆ 豌豆肉丝鸡蛋粥

【原料及做法】豌豆 150 克，猪瘦肉 100 克，鸡蛋 2 个，大米 150 克，姜丝、葱末、盐、料酒、麻油各适量。猪肉切丝，豌豆泡软。锅中先放入豌豆、大米煮粥至沸，加进猪肉、姜、葱、盐、料酒，熬煮至粥成，再打入鸡蛋，调入麻油即成。每日早晚服食，15 日为 1 个疗程。

【功效】和中下气，滋补肾阴。

【应用】下肢浮肿。

# 小便不适

## ◆ 猪膀胱糯米粥

【原料及做法】猪膀胱 1 ～ 2 具，干荔枝肉 30 克，糯米 60 克。将荔枝肉、糯米装入洗净的猪膀胱内，扎紧口，煮熟服食。可常服。

【功效】补脾益气。

【应用】尿频，尿量少、色清，夜间多尿，面色白而无光泽，食欲不振等。

## ◆ 芡实糯米粥

【原料及做法】鲜芡实 100 克（干品则用 50 克），糯米适量。将芡实、糯米清洗干净，加适量清水共煮粥。每日食用 2 ～ 3 次。

【功效】健脾调中，固肾清热。

【应用】尿频，失禁。

## ◆ 莲子粉粥

【原料及做法】莲子粉 50 克，粳米 100 克。将粳米淘净，放入锅中，加入适量清水，先用旺火煮沸，再用小火煮20～30分钟，以米熟烂为度，入莲子粉搅匀，再煮几分钟即可。可作为早晚餐或点心食用。

【功效】养心安神，止泻固精，健脾开胃，益肾止带。

【应用】肾虚所致的夜尿频多等。

【注意】腹满痞胀、大便燥结、感冒、疟疾、痔疮、疳积、遗精、遗尿、白带、新产后者忌用。

## ◆ 赤小豆鸡内金粥

【原料及做法】赤小豆50克，鸡内金10～15克。鸡内金研末，赤小豆洗净，加入适量水，如常法煮粥，煮至将熟时，放入鸡内金粉末，调匀煮沸即可。作为早餐食用。

【功效】健脾利水，清利湿热，解毒消肿。

【应用】尿频尿急、尿道疼痛、尿液浑浊、小腹作胀等。

## ◆ 迎春花粥

【原料及做法】鲜迎春花15克（干品减半），粳米50克，冰糖10克。粳米洗净，放入适量水，如常法煮粥，待粥将成时，加入迎春花与冰糖再煮一二沸即可。每日早晚温热食服。

【功效】清热解毒，利尿。

【应用】小便赤涩、无名肿痛、发热头痛、跌打损伤等。

# 痛 风

## ◆ 赤小豆薏仁粥

【原料及做法】赤小豆 15 克，薏苡仁、粳米各 30 克。上述食材入锅中，加适量水，如常法煮粥。早晚分食。

【功效】清热解毒，利湿消肿止痛。

【应用】痛风，症见足趾或其他关节疼痛剧烈，局部红肿、灼热等。

## ◆ 海带薏仁粥

【原料及做法】海带 100 克，薏苡仁 100 克。二者按常法煮粥食用。

【功效】消痰软坚，利水消肿。

【应用】痰瘀痹阻型痛风，症见关节肿痛、腹胀、头晕等。

## ◆ 鲜蒲公英粥

【原料及做法】鲜蒲公英 30 克（连根较好），粳米 50 克，冰糖适量。鲜蒲公英洗净切细，煎取浓汁，去渣留汁 200 毫升，加入粳米、400 毫升水，煮成粥，用冰糖调味。每日 2 次，稍温服食，连服 3 ～ 5 天。

【功效】清热解毒，利湿消肿止痛。

【应用】痛风，症见足趾或其他关节疼痛剧烈，局部红肿、灼热等。

## ◆ 芹菜粳米粥

【原料及做法】芹菜 30 ～ 60 克，粳米 100 克。芹菜切碎，与粳米一起放入砂锅内，加适量水如常法煮粥。每日早晚温热服食。或取新鲜芹菜适量，绞汁服用。

【功效】清热解毒，利湿消肿止痛。

【应用】痛风，症见足趾或其他关节疼痛剧烈，局部红肿、灼热等。

## ◆ 木瓜粳米粥

【原料及做法】鲜木瓜 1 个（或干木瓜片 20 克），粳米 50 克，白糖适量。鲜木瓜剖为 4 瓣（或干木瓜片），加水 200 毫升，煎至 100 毫升，去渣取汁，入粳米、白糖，再加水 400 毫升左右，煮为稀粥。每日分 2 ～ 3 次，温热服食。

【功效】除湿化浊，理气消胀。

【应用】痛风，症见关节疼痛、肿胀、局部不红，伴四肢困重、胃脘不适等。

# 贫　血

## ◆ 龙眼糯米粥

【原料及做法】莲子 15 克，龙眼肉 10 克，糯米 30 克。上述食材加适量水一起煮粥。温热服食，每日 2 次。

【功效】补益气血。

【应用】缺铁性贫血。

## ◆ 大枣粳米粥

【原料及做法】粳米 100 克，大枣 10 个，冰糖适量。粳米、大枣淘洗干净，一起放入锅内，加适量水，先用大火烧开，后改用小火熬成粥，加入冰糖，搅匀即成。每日 1 次，每次食粥 100 克。

【功效】健脾益气。

【应用】贫血、血小板减少、脾胃虚弱等。

## ◆ 猪肝糯米粥

【原料及做法】猪肝 50 克，糯米 90 克。猪肝洗净后切成片，放入调料拌匀。糯米淘洗干净，放锅中加适量清水煮粥，粥八成熟时把拌好调料的猪肝倒入粥中煮熟。可常食。

【功效】补铁补血。

【应用】缺铁性贫血，症见面色发黄或苍白、疲倦无力、食欲减退、动则出汗等。

◆ **猪腰糯米粥**

【原料及做法】猪腰 1 只，鸡蛋 1 个，糯米 100 克。猪腰洗净切片。鸡蛋去壳后打散，与猪腰一起放入调料拌匀备用。糯米淘洗干净后放锅中加水煮粥，粥八成熟时将猪腰、鸡蛋加入粥中，煮熟即可。可常服。

【功效】益肾养血。

【应用】贫血，症见头昏、耳鸣、腰酸腿软、形体偏瘦、眼睛干涩、急躁心烦、妇女月经量少或月经不调等。

◆ **阿胶鹅血粥**

【原料及做法】阿胶 10 克，大米 100 克，鹅血、红糖各适量。阿胶捣碎。大米淘净，放入锅中，加清水适量煮粥，待熟时，调入捣碎的阿胶、鹅血、红糖，煮为稀粥服食。每日 1～2 剂。

【功效】养血止血。

【应用】失血性贫血、缺铁性贫血、虚劳咳嗽等。

## ◆ 花生粳米粥

【原料及做法】粳米 100 克，花生 50 克（不去红衣），冰糖适量。将粳米、花生淘洗干净，放入锅内，加适量水，将锅置灶上，先用大火烧开，后改为小火，煎熬成粥，加入冰糖，搅匀即成。每日 1 次，每次食粥 100 克。

【功效】健脾益气。

【应用】脾胃虚弱型血小板减少症、贫血等。

## ◆ 龙眼花生糯米粥

【原料及做法】龙眼肉 10 克，生花生 20 克，糯米 50 克。以上三物加适量水煮粥，粥成后调味服食。

【功效】补血生血。

【应用】缺铁性贫血。症见面色苍黄，唇口黏膜、爪甲苍白，长期纳食不振，体倦乏力等。

## ◆ 龙眼莲子粳米粥

【原料及做法】龙眼肉 10 克，莲子 15 克，粳米 50 克。以上加适量水煮粥，粥成后调味服食。

【功效】养血宁心。

【应用】缺铁性贫血。症见面色萎黄或苍白，唇口黏膜、爪甲淡白，发黄稀疏易脱，头昏目眩，心慌，气短等。

### ◆ 红枣芡实米糯米粥

【原料及做法】薏苡仁 30 克，赤小豆 30 克，红枣 10 枚，莲子 10 克，芡实米 10 克，生山药（铁棍山药）20 克，白扁豆 20 克，糯米 100 克。以上食材加适量水煮粥，粥成后调味服食。

【功效】补血健脾。

【应用】缺铁性贫血。症见面色萎黄或苍白，唇口黏膜、爪甲淡白，发黄稀疏易脱，头昏目眩，心慌，气短等。

### ◆ 红枣羊胫骨糯米粥

【原料及做法】红枣 10 枚，羊胫骨 2 根，糯米 50 克，生姜 3 片，红糖适量。红枣、羊胫骨、糯米、生姜加水煮粥，粥成加红糖适量，调味服食。

【功效】补血生髓。

【应用】缺铁性贫血。症见头晕目眩，两目干涩，四肢震颤抽动，皮肤、黏膜、指甲、面色苍白等。

# 白细胞减少症

## ◆ 香菇牛肉粥

【原料及做法】水发香菇 60 克，牛肉 30 克，粳米 50 克，盐、料酒、淀粉各适量。香菇、牛肉洗净切丝，牛肉用适量料酒、淀粉腌制，锅中放底油，烧八成热，入腌制好的牛肉丝、香菇丝煸香，备用。粳米洗净，加水适量煮粥，将熟时入炒好的牛肉丝和香菇丝，可根据个人口味，调入少许盐即可。

【功效】益气养血。

【应用】气阴两虚型白细胞减少症，症见面色少华、疲倦乏力、头晕目眩、五心烦热、失眠盗汗或自汗等。

## ◆ 粳米百合粥

【原料及做法】粳米 50 克，百合 30 克，白糖适量。粳米和百合洗净后一起放入锅中煮粥即可。食用时加少许白糖调味。可以常服。

【功效】益气养血，健脾安神。

【应用】白细胞减少症，症见面色黄、低热或手足心热、盗汗、心烦等。

## ◆ 人参大米粥

【原料及做法】人参粉 5 克（或党参粉 30 克），大米 100 克，冰糖适量。人参粉（或党参粉）和大米共煮粥，粥将成时，可依据个人口味，加冰糖调味服用。

【功效】益气健脾养血。

【应用】白细胞减少症，症见全身乏力、怕冷、食欲不振、腰酸耳鸣等。

# 失 眠

## ◆ 粟米（小米）枣仁粥

【原料及做法】粟米（小米）100 克，酸枣仁 15 克，蜂蜜 30 克。酸枣仁洗净，焙干，研成细末。粟米淘洗干净放入锅内，加清水 800 毫升，大火烧开，改小火熬煮，至将熟时，加入酸枣仁末搅匀，稍煮片刻即可，食用时调入蜂蜜。作为早餐食用。

【功效】补脾润燥，宁心安神。

【应用】失眠多梦，纳少便干。

## ◆ 茼蒿粳米粥

【原料及做法】粳米 100 克，茼蒿 150 克，盐、熟猪油各适量。茼蒿择洗干净，切段。粳米淘洗干净，放入锅中加适量清水，如常法煮至粥熟，再加入茼蒿、盐、熟猪油搅匀，略煮片刻即可。

【功效】健脾开胃，祛痰。

【应用】失眠。

### ◆ 八宝粥

【原料及做法】红枣 6 克，莲子肉 6 克，龙眼肉 6 克，山药 6 克，百合 6 克，芡实、薏苡仁、白扁豆各 5 克，大米 100 克。上述食材分别洗净，除大米外，共入锅内煮 40 分钟，再加入洗净的大米，米熟粥成即可。分顿食用，连吃数日。

【功效】养血安神。

【应用】失眠、体虚等。

### ◆ 咸鸭蛋蚝豉（干蚝）粥

【原料及做法】咸鸭蛋 2 个，蚝豉（干蚝）100 克，大米 150 克。咸鸭蛋去壳洗净，与淘洗干净的大米、蚝豉一同入锅，加水 1500 毫升，用大火烧开后，改用小火煮成稀粥。每日分数次食用。

【功效】滋阴养血，降火宁心。

【应用】失眠等。

### ◆ 海参猪肉粥

【原料及做法】海参 30 克，瘦猪肉 250 克，大米 100 克，白糖适量。猪肉洗净，切成小片，与发好的海参和淘洗干净的大米一起入锅，加水 1000 毫升，用大火烧开后，改用小火熬煮成稀粥，加入适量白糖调味即可。每日早晚食用，连服

7～15 天。

　　【功效】补肾益精，养血润燥，除湿利尿。

　　【应用】失眠等。

## ◆ 酸枣仁粥

　　【原料及做法】酸枣仁 30 克，粳米 50 克。酸枣仁捣碎，煮汁去渣。粳米与酸枣仁汁一起煮成粥即可。可作为晚餐，温热服食。

　　【功效】养心安神。

　　【应用】症见虚烦不眠、惊悸多梦、自汗盗汗、津亏口渴等。

## ◆ 龙眼姜汁粥

　　【原料及做法】大米、龙眼各 100 克，黑豆 25 克，鲜姜、蜂蜜各适量。龙眼、黑豆浸泡后洗净。鲜姜去皮，磨成姜汁备用。大米、黑豆浸泡 30 分钟，捞出沥干水分，放入锅中，加入清水，用大火煮沸，转为小火，加入龙眼、姜汁煮至豆熟粥成，最后调入蜂蜜，稍煮一二沸即可。

　　【功效】活血利水，补血安神。

　　【应用】失眠等。

## ◆ 柏子仁粥

【原料及做法】柏子仁 10 ～ 15 克，粳米 30 ～ 60 克，蜂蜜适量。柏子仁去净皮壳、杂质，稍捣烂，同粳米煮粥，待粥成时，兑入蜂蜜，稍煮一二沸即可。每日 2 次。

【功效】养心安神，润肠通便。

【应用】心血不足，心神失养之心悸、失眠、健忘，以及阴血不足、肠燥便秘等。

## ◆ 糯米龙眼莲子粥

【原料及做法】糯米 60 克，龙眼肉 10 克，莲子肉、红枣各 20 克，冰糖适量。莲子、糯米洗净，一起加入 600 毫升水中，大火煮沸后，转用小火煮 40 分钟，再加入龙眼肉、红枣，熬煮 15 分钟，最后加适量冰糖即可。可于临睡前食用一小碗。

【功效】补血安神，健脾益胃，补中益气。

【应用】中老年忧郁性失眠症。

## ◆ 龙眼粳米粥

【原料及做法】龙眼肉、粳米各 100 克。二者洗净，加适量水一起煮粥。

【功效】益心脾，安心神。

【应用】失眠、心悸、健忘等。

## ◆ 八宝青梅粥

【原料及做法】白扁豆、薏苡仁、莲子肉、红枣、核桃仁、龙眼肉各15克，糖青梅5个，糯米150克，白糖适量。白扁豆、薏苡仁、莲子肉、红枣洗净，以温水泡发。核桃仁捣碎。糯米淘洗干净。将所有食材一起放入锅中，加水1500毫升，用大火烧开后，改用小火熬煮成稀粥。

【功效】健脾养胃，补气益肾，养血安神。

【应用】失眠等。

## ◆ 栗子龙眼粥

【原料及做法】板栗10个，龙眼肉15克，粳米50克，白砂糖适量。板栗去外壳、内皮、切碎。粳米洗净，与板栗、龙眼肉加水同熬粥，粥成加白砂糖拌匀即可。每日1次。

【功效】补心益肾，宁心安神。

【应用】心肾不交之失眠。

## ◆ 苹果麦片粥

【原料及做法】苹果1个，胡萝卜1根，燕麦片30克，鲜牛奶、白糖各适量。苹果、胡萝卜分别切小丁。将燕麦片及胡萝卜丁一起放入锅中，倒入适量牛奶，加水用小火煮沸，然后放入苹果丁煮至熟烂，加白糖调味即可。佐餐食用。

【功效】改善睡眠，缓解多梦。

【应用】失眠多梦等。

## ◆ 玉米枸杞大米粥

【原料及做法】玉米粉 80 克，枸杞子 5 克，大米 100 克，白糖 2 匙。大米洗净，与玉米粉一起放入锅中加水熬煮，边煮边搅动，防止糊锅，至快熟时加枸杞子、白糖调味即可。早餐食用，每日 1 碗，10 ～ 15 日为 1 个疗程。

【功效】益肺宁心，调中和胃。

【应用】失眠健忘。

## ◆ 合欢花大米粥

【原料及做法】合欢花（干品）30 克，大米 50 克，红糖适量。大米洗净，与合欢花一同放入锅中，加适量水煮粥，食用前加红糖调味。每晚睡前 1 小时空腹温热食用。

【功效】安神解郁，利水消肿。

【应用】更年期失眠、健忘、易怒等症。

## ◆ 芝麻牛奶大米粥

【原料及做法】大米 100 克，熟黑芝麻 25 克，鲜牛奶 1 杯，白糖 1 大匙，高汤 4 杯。大米洗净，加适量水浸泡 30 分钟，捞出。大米放入锅内，加入高汤煮沸，转小火煮约 1 小时，再加入鲜牛奶，用中火烧沸，加入白糖搅匀，撒上熟黑芝麻即可。佐餐食用。

【功效】补肾安神。

【应用】失眠。

## ◆ 莲子百合粥

【原料及做法】莲子 60 克，鲜百合 100 克，粳米 100 克，蜂蜜适量。莲了、鲜百合、粳米洗净，一起放入锅中煮粥，粥成后加适量蜂蜜即可。

【功效】补益心脾，滋补安神。

【应用】心脾两虚型失眠，症见心悸气短、头晕目眩、多梦、面色萎黄、神疲乏力等。

## ◆ 鸡肉糯米粥

【原料及做法】鸡肉 60 克，红枣 30 克，糯米 100 克。鸡肉洗净切成细末，红枣浸泡后洗净去枣核，糯米淘净。将上述 3 种食材一起放入锅中煮粥，温热食。

【功效】益气，养血，安神。

【应用】夜间不易入睡、多梦、易醒，伴见心悸健忘、神疲乏力等症。

### ◆ 酸枣仁糯米粥

【原料及做法】酸枣仁 20 克（捣碎），糯米 100 克，白糖适量。将酸枣仁末用纱布包好，与洗净的糯米一起放入砂锅内煮粥，粥成后去纱布袋，调入少许白糖即可。温热服食，每晚睡前服食更佳。

【功效】养心安神。

【应用】心烦不寐，伴见头昏头痛、腰痛肢软、神疲乏力、心悸等症。

$$\text{头 痛}$$

## ◆ 松花淡菜大米粥

【原料及做法】松花蛋 1 个，淡菜 30 克，大米、食盐各适量。松花蛋切碎，与洗净的淡菜、大米一同放入锅中，加水煮成粥，加食盐调味。每日服用 2 次。

【功效】理气止痛。

【应用】头痛、头晕，伴见口苦咽干、便秘、尿黄等。

## ◆ 荔枝大米粥

【原料及做法】荔枝干 10 ～ 15 个，大米适量。荔枝干去核，与大米一起煮粥。每日服 1 次。

【功效】补益脾肾。

【应用】虚性头痛，兼有头昏、乏力倦怠等症。

# ━━━━ 眩 晕 ━━━━

## ◆ 松子粳米粥

【原料及做法】松子仁、粳米各 50 克，蜂蜜 10 克。松子仁碾碎，与粳米一同放入锅中熬成粥，最后调入蜂蜜，搅拌均匀即可。每日早晚食用。

【功效】滋阴润燥，增强体质。

【应用】头晕目眩、中老年人早衰、咳嗽及便秘等。

## ◆ 白萝卜粳米粥

【原料及做法】白萝卜 1 个，粳米 50 克，或姜汁适量。白萝卜洗净，切小块或丝，与粳米一起煮粥。每日 1 次。

【功效】化痰止眩。

【应用】眩晕、头重如蒙、胸闷恶心欲吐、多寐、心悸、痰多等。

## ◆ 枸杞子粳米粥

【原料及做法】枸杞子 50 克，粳米 50 克。二者一起加水煮粥服食。每日 1 次，可常服。

【功效】滋补肝肾，强身健体。

【应用】眩晕，症见精神萎靡不振、少寐多梦、健忘、腰膝酸软、遗精、耳鸣等。

## ◆ 黑芝麻粳米粥

【原料及做法】黑芝麻 30 克，粳米 100 克，白糖适量。黑芝麻洗净，沥干，炒熟，研碎。粳米淘净，与黑芝麻一起放入锅内，加清水适量，用大火煮沸后，改小火煮至米熟粥成，加白糖调味食用。

【功效】健脾胃，补肝肾。

【应用】肝肾阴血亏虚所致的头晕目眩、须发早白及视力下降、眼睛干涩、体倦乏力、面色少华、便秘等症。

# 阿尔茨海默病

## ◆ 核桃桑椹红枣粥

【原料及做法】核桃仁30克，桑椹30克，粳米200克，红枣10枚。上述食材一起放入锅中，以常法煮粥食用。

【功效】益肾健脑。

【应用】髓海不足型阿尔茨海默病（老年痴呆症），见智力、记忆力、计算力、定向力、判断力明显减退，神情呆钝，头晕耳鸣，腰酸腿软。

## ◆ 山药芡实粥

【原料及做法】山药（铁棍山药）50克，芡实30克，大米50克。上述食材一起放入锅中，以常法煮粥食用。

【功效】养心益肾，填精增智。

【应用】脾肾两虚型老年痴呆症，见表情呆滞、沉默寡言、食少纳呆、腰膝酸软等。

### ◆ 核桃芝麻莲子粥

【原料及做法】核桃仁 30 克，黑芝麻 30 克，莲子 15 克，粳米适量。上述食材一起放入锅中，以常法煮粥食用，可常服。

【功效】健脾补肾，填髓健脑。

【应用】老年痴呆症，症见表情呆板、行动迟缓，甚至终日寡言不动、傻笑傻哭、饮食起居均需人照料，或伴见头晕眼花、腰膝酸软、气短心悸等。

# 中 风

## ◆ 白粟米（小米）荆芥荷叶粥

【原料及做法】白粟米（小米）90克，荆芥、荷叶各适量。荆芥、荷叶加水煮，去渣取汁，加入粟米煮粥。空腹服用，连服数日，或常服。

【功效】祛风，升清，补虚。

【应用】中风，症见手足不遂、言语謇涩等。

## ◆ 麻子仁荆芥薄荷粥

【原料及做法】荆芥穗10克，薄荷叶6克，麻子仁30克，白小米适量。荆芥穗与薄荷叶加水煎汤去渣取汁，用此汁研麻子仁，过滤后入白粟米煮粥。空腹服用。

【功效】祛风，润肠。

【应用】中风，症见手足不遂、大便秘结等。

# 单纯性甲状腺肿

## ◆ 鲜海带粳米粥

【原料及做法】鲜海带 30 克（或干品 20 克），粳米 50 克，油、盐各适量。海带用清水浸泡半天，洗去咸水，切细丝，和粳米一起，加适量水如常法煮粥，待粥熟时，酌加油、盐调味。每日分 2 次温热服食，可常服。

【功效】软坚散结。

【应用】单纯性甲状腺肿，症见颈前结块肿大、弥漫对称、边缘不清，但局部皮肤颜色正常，肿块压之不痛，随吞咽可上下移动等。

【注意】甲亢引起的甲状腺肿大禁用。

# 肥胖症

## ◆ 藜菜（灰灰菜）粥

【原料及做法】藜菜、粳米各 100 克，盐 1.5 克。粳米淘洗干净，用冷水浸泡半小时，捞出，沥干水分。藜菜择洗干净，切细。取锅放入冷水、粳米、藜菜，先用旺火煮沸，再改用小火熬煮至粥成，入盐调味即可。作为早餐食用，每日 1 次。

【功效】清热解毒，滑肠，凉血。

【应用】肥胖症等。

## ◆ 减肥粥

【原料及做法】薏苡仁、鲜山楂、橘皮各 15 克，荷叶 1 张，大米 100 克。将薏苡仁、鲜山楂、橘皮洗净，一起放入砂锅中，用清水煎取汁液。大米洗净，用煎取的汁液煮粥。

【功效】健脾渗湿，清热排脓，祛风除湿。

【应用】脾虚不运所致肥胖。

【注意】孕妇及大便干燥者慎食。

## ◆ 茯苓皮粳米粥

【原料及做法】茯苓皮 15 克，粳米 50 克。茯苓皮加水 3 碗，煎成 2 碗后去渣取汁，加入粳米煮粥食用。每日 1 次，晨起温热服，连服 1 个月。

【功效】健脾利湿。

【应用】脾湿痰浊型肥胖症。

## ◆ 西瓜荔枝糯米粥

【原料及做法】西瓜、荔枝各 30 克，糯米、大米各 50 克，冰糖 5 克，葱花适量。大米、糯米洗净，用清水浸泡。西瓜切开，取果肉，榨汁。荔枝去壳，洗净。将大米、糯米一起放入锅中，加适量清水煮至八成熟，放入西瓜、荔枝煮至米烂，加入冰糖熬煮调匀，撒上葱花即可。

【功效】排毒瘦身。

【应用】肥胖症。

# 便　秘

## ◆ 芝麻桑椹粳米粥

【原料及做法】黑芝麻、桑椹各 25 克，粳米 100 克。将黑芝麻、桑椹洗净烘干，研为细末，备用。粳米放入锅中，加适量水，熬煮成粥，调入黑芝麻、桑椹的混合粉，搅拌均匀即成。作为早餐食用。

【功效】补益肝肾，滋阴养血。

【应用】习惯性便秘、动脉硬化等。

## ◆ 四仁粳米粥

【原料及做法】松子仁、胡桃仁、甜杏仁、桃仁各 10 克，粳米 200 克，白糖 5 克。桃仁去皮，炒熟，与其他三仁混合碾碎，与粳米一起放入锅中，煮至米熟粥成。食用时，加适量白糖。每日早晚服用。

【功效】润燥滑肠。

【应用】中老年气血亏虚引起的习惯性便秘。

## ◆ 柏子仁粳米粥

【原料及做法】柏子仁 15 克，粳米 50 ～ 100 克，蜂蜜适量。柏子仁去皮、壳及杂质，捣碎成粉，与粳米共煮成粥，加入蜂蜜调味即可。

【功效】润燥通便。

【应用】便秘、心悸、失眠等。

## ◆ 火麻仁粥

【原料及做法】火麻仁 10 克，粳米 50 克。火麻仁捣烂，放入碗中，加适量清水浸泡，滤取汁液，倒入砂锅中，再放入粳米煮成粥即可。每日 1 剂，空腹顿服。

【功效】益气养血，和中润肠，通便导滞。

【应用】产后血虚便秘及习惯性便秘等。

## ◆ 燕麦牛乳粥

【原料及做法】燕麦 150 克，牛乳 250 毫升，白砂糖适量。锅中加水烧沸，倒入燕麦片、牛乳煮沸，用勺子不断搅拌，再加入白砂糖即可。每日早晚食用。

【功效】补益肺胃，生津润肠。

【应用】习惯性便秘、慢性胃炎等。

### ◆ 莴苣粥

【原料及做法】鲜莴苣 100 克，粳米 200 克，猪肉末 50 克，香油、盐各适量。将粳米浸泡洗净，放入盛有适量开水的锅内，小火煮熬至火熟粥成，再将新鲜莴苣洗净切成细丝，与盐、猪肉末一同加入粥内煮熬，待熟后，加入几滴香油及少许盐调味即可。可早晚食用。

【功效】滋阴润燥，通乳利水。

【应用】便秘、小便不利、尿血、乳汁不通、消渴、瘦弱、燥咳等。

### ◆ 无花果粥

【原料及做法】无花果 30 克，大米 50 克，蜂蜜适量。大米洗净熬粥，至粥成后再放入无花果，食用时加蜂蜜即可。温热服食。

【功效】清肠润燥。

【应用】老年性便秘、痔疮。

### ◆ 猪脊粥

【原料及做法】猪脊肉、粳米各 100 克，茴香、盐、香油、花椒粉各适量。先将猪脊肉切成小块，在香油中稍炒后入粳米煮粥，粥快熟时加入茴香、花椒、盐等，再煮一二沸。早晚空腹食用。

【功效】润肠通便。

【应用】热病伤津之便秘。

## ◆ 菠菜粥

【原料及做法】菠菜 200 克，粳米 30 克。粳米洗净煮粥，菠菜切末，粥快熟时加入，稍沸即熟。

【功效】和中通便。

【应用】体弱、久病致大便涩滞不通等。

## ◆ 山莲葡萄粥

【原料及做法】山药、莲子、葡萄干各 50 克，白砂糖适量。山药洗净后切成薄片，莲子用温水浸泡后去心，葡萄干洗净，三者同入锅中，加入适量清水，大火煮沸后，转小火煮至熟烂，调入白砂糖即可。早晚温热食用。

【功效】补益心脾。

【应用】腹胀便秘、乏力倦怠、形体虚弱等。

## ◆ 芋头粥

【原料及做法】芋头 250 克，粳米 100 克，香油、盐各适量。芋头去皮，切片，洗净后与粳米一同煮粥，熟后入香油、盐调味即可。

【功效】散结宽肠，下气。

【应用】大便干燥便结、产后恶露排出不畅等。

### ◆ 牛奶粳米粥

【原料及做法】粳米 100 克，牛奶 250 毫升，白糖适量。粳米煮粥，加入牛奶、白糖调味即可。

【功效】润五脏，补虚损，养阴生津。

【应用】中老年人或病后体弱，气血亏损之大便燥结等。

### ◆ 小米白薯粥

【原料及做法】小米 50 克，白薯 200 克，白糖适量。白薯洗净，去皮，切成 1.5 厘米见方的小块。小米淘洗干净，与白薯块一起入锅煮粥，加白糖调味即成。

【功效】补虚损，健脾胃，清虚热。

【应用】老年人及妇女产后肠燥便秘、形瘦乏力等。

# 痔　疮

## ◆ 菠菜香蕉粥

【原料及做法】菠菜、香蕉各 250 克，粳米 100 克。先将菠菜择洗干净，入沸水锅中略焯，捞出过凉，挤出水分切碎。香蕉去皮切碎，粳米淘洗干净，备用。锅内加适量水，放入粳米煮粥，八成熟时加入菠菜、香蕉，再煮至粥熟即成。作为早餐食用。

【功效】养血润肠。

【应用】痔疮出血。

## ◆ 茄子粥

【原料及做法】茄子 1 个，粳米 200 克，蜂蜜 50 克。茄子去皮，切成小块。粳米加水烧开，放入茄子一同熬煮，临熟之时加入蜂蜜即可。温热食用。

【功效】清热消肿，活血止痛。

【应用】痔疮、疮痈等。

## ◆ 黄鳝粳米粥

【原料及做法】黄鳝 1 条，粳米 100 克，盐、料酒、鸡精、葱、姜、蒜、胡椒粉、香油各适量。黄鳝宰杀洗净，切成丝，加入葱、姜、料酒、盐，爆炒至熟。粳米入开水锅中熬至米粒要烂时，加入鳝鱼煮成粥。食用时调入鸡精、胡椒粉、香油、蒜末即可。温热服食。

【功效】补虚损，除风湿，强筋骨。

【应用】内痔下血、足痿无力等。

第二章

# 骨科疾病

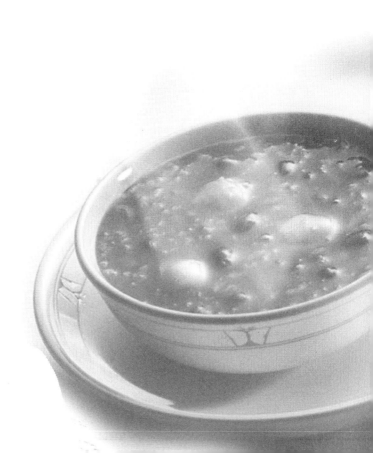

# 关节炎

## ◆ 莲子参杞粥

【原料及做法】莲子 60 克，党参 40 克，大米 50 克，红枣 15 克，枸杞子 15 克，冰糖适量。上述食材（除冰糖外）加水共煮粥，粥将成时，加入冰糖融化即可。

【功效】补气养血，益肾固精。

【应用】肩周炎，症见肩部疼痛、酸痛、隐痛，举动无力，劳累加重，休息减轻，头晕目眩，腰膝酸软，手足不温等。

## ◆ 松针粳米粥

【原料及做法】松针 30 克，粳米 100 克。将松针清洗先煎，去渣取汁，后入粳米煮粥。空腹食用，每日 1 剂。

【功效】祛风通络。

【应用】风湿性关节炎，症见关节疼痛、肿胀、变形、屈伸不利等。

### ◆ 牛肉糯米粥

【原料及做法】牛肉 50 克，糯米 100 克，姜、葱、油、盐各适量。牛肉洗净切丁，与糯米一起放入砂锅内，加适量水，如常法煮粥，待肉烂粥熟时，入姜、葱、油、盐，稍煮几沸即可。每日早晨温热服食。

【功效】补肝肾，强筋骨。

【应用】类风湿关节炎，症见关节疼痛、屈伸不利，胫酸膝软，肌肉萎缩等。

### ◆ 木瓜生姜蜂蜜粥

【原料及做法】木瓜片、生姜片各 10 克，蜂蜜 30 克，粳米 100 克。将木瓜片装入布袋，与淘净的粳米、洗净的生姜片一同放入锅中，加适量水，煮成稠粥，粥将成取出药袋，趁热兑入蜂蜜，调匀即成。早晚分服。

【功效】祛湿舒筋，散寒止痛。

【应用】类风湿关节炎。

### ◆ 猪肾粥

【原料及做法】猪腰 1 对，人参 6 克，核桃肉 10 克，粳米 200 克。猪腰洗净切片，与人参、核桃肉、粳米一起放入锅中，加适量水，共煮成粥。每日 1 剂。

【功效】补益肾气。

【应用】肾气不足型关节炎，症见关节疼痛、腰腿酸软无力。

# 颈椎病

## ◆ 葛根赤豆粥

【原料及做法】葛根 15 克，赤小豆 20 克，粳米 30 克。葛根洗净，加水煎取汁。赤小豆、粳米洗净，与葛根汁一起煮粥。

【功效】祛湿活络，通经止痛。

【应用】颈椎病，症见颈项僵硬等。

# 腰　痛

## ◆ 山药枸杞粥

【原料及做法】怀山药 50 克，枸杞子 20 克，大米 100 克。怀山药、枸杞子加水煎取汁。大米洗净，加入上述药汁煮粥。可常服。

【功效】滋肾，补肝，健脾。

【应用】腰痛偏肾阴虚者。

## ◆ 刀豆籼米粥

【原料及做法】刀豆、水发香菇各 50 克，猪腰 100 克，胡椒粉、料酒、姜末、葱末、盐、香油各适量，籼米 200 克。籼米淘洗干净，在锅内加入适量开水，小火煮熬。再将猪腰、水发香菇切成小丁，另起锅，将香油下锅，烧热后加入刀豆、猪腰、香菇一起翻炒，再依次加入料酒、盐、葱末、姜末、胡椒粉拌炒入味，待籼米煮成粥时，将其加入粥内，稍煮片刻即可。作为早餐食用。

【功效】温中补脾，滋肾壮腰。

【应用】肾虚腰痛等。

### ◆ 干姜茯苓大米粥

【原料及做法】干姜6克，茯苓15克，红枣5枚，大米100克，红糖适量。先将干姜、茯苓、红枣煎煮30分钟，去渣取汁，用药汁煮粥，调入红糖。每日分2次服。

【功效】散寒祛湿，温经通络。

【应用】腰部冷痛重着、转侧不利，阴雨天疼痛加剧等。

### ◆ 枸杞薤白粥

【原料及做法】薤白6克，淡豆豉10克，枸杞子20克，粳米50克，葱白7根，香油、姜末、盐各适量。先将枸杞子与薤白倒入砂锅中，加水煎煮1小时，滤渣留汁，将粳米加入药汁中煮粥，粥将成时加入葱白、淡豆豉等佐料，继续煮至粥稠味香，再加香油、姜末、盐调味至鲜即可。每日1剂，分2次食用。

【功效】补肾益精，清热生津，通阳导滞。

【应用】肾虚精亏、相火妄动、阳气闭郁之腰膝酸痛，腿脚软弱，烦热口渴等。

### ◆ 羊腰枸杞壮腰粥

【原料及做法】羊腰1对，羊肉100克，枸杞10克，大米适量。羊腰洗净切片，羊肉洗净切块，枸杞、大米淘洗干净。将上述食材一起放入锅中，共煮粥。可作为早、晚餐服食。

【功效】补肾壮腰，暖脾益胃。

【应用】年老体弱引起的腰膝酸软、食欲不振等症。

## ◆ 板栗猪肾粥

【原料及做法】生板栗（用布袋装，悬挂风干）1000克，猪腰1只，粳米100克。猪腰去脂膜，剖开洗净，切碎块，与粳米同置砂锅中，煮至熟烂，调味后即得。每日早晨起时，先取风干板栗10个，嚼细食用，继而将猪肾粥食完。

【功效】补肾健脾，益气养阴，壮腰固精。

【应用】肾气亏虚之腰膝酸软、腿脚无力等；也可用于中老年人的日常保健。

## ◆ 羊肉粥

【原料及做法】新鲜瘦羊肉150～250克，粳米适量。羊肉洗净，切成块，同粳米煮粥。作为早餐食用。

【功效】益气血，补虚损，暖脾胃。

【应用】阳气不足，气血亏损所致腰痛，症见腰膝酸软、恶寒怕冷、体弱羸瘦等。

## ◆ 桑麻粥

【原料及做法】桑叶、黑芝麻各20克，粳米50克。桑叶、黑芝麻洗净，研成末。锅中加清水适量，放入粳米，煮成粥，分次食用。

【功效】补脾益肾，通络止痛。

【应用】肾气亏虚之腰痛、腰膝酸软。

第三章

五官科疾病

# 眼部疾病

## ◆ 蒲公英粳米粥

【原料及做法】蒲公英 30 ～ 45 克（鲜品 60 ～ 90 克），粳米 30 ～ 60 克。先煎蒲公英取汁去渣，再入粳米煮粥。空腹食用，每日 1 次。

【功效】清热解毒。

【应用】急性结膜炎等。

【注意】脾虚便溏者忌用。

## ◆ 金银花糯米粥

【原料及做法】蒲公英 60 克（鲜品 90 克），金银花 30 克，糯米 30 克。蒲公英、金银花洗净，与糯米共煮粥。连服 3 ～ 5 日。

【功效】清热解毒。

【应用】热毒炽盛型结膜炎，症见结膜充血较重、眼眵亦多。

【注意】脾虚便溏者忌用。

## ◆ 荠菜粥

【原料及做法】荠菜 100 克，大米 50 克。将荠菜洗净，切碎。大米洗净，与荠菜一起煮粥。作为早餐食用。

【功效】清热明目，养肝和中。

【应用】目痛目赤、目生翳膜等。

## ◆ 榛子枸杞粥

【原料及做法】榛子 30 克，枸杞子 15 克，粳米 50 克。榛子捣碎，与枸杞子一同加水煎汁，去渣取汁，再入粳米一同用小火熬粥。每日 1 剂，早、晚空腹服食。

【功效】养肝明目。

【应用】视物昏花、体虚等。

## ◆ 羊肝大米粥

【原料及做法】羊肝 60 克，大葱 3 根，大米 100 克。羊肝去膜，洗净切片，用大葱段炒片刻，去葱段。大米洗净，入锅内煮开花后，再放入羊肝，煮熟即可。

【功效】补肝明目。

【应用】老年人视物昏花。

## ◆ 羊肝胡萝卜大米粥

【原料及做法】羊肝150克，胡萝卜100克，大米100克，蒜头数瓣，黄酒、葱、姜、精盐各适量。羊肝和胡萝卜均切成5毫米见方的小丁，用黄酒、姜汁渍10分钟。蒜洗净，切碎成蒜蓉，用热油爆香后，倒入肝丁，略炒盛起。将大米熬成粥后加入胡萝卜，焖煮15～20分钟，再加入炒过的肝丁，煮熟后调味即可。

【功效】补肝肾、明目。

【应用】夜盲症。

## ◆ 猪肝猪肚大米粥

【原料及做法】猪肝、猪肚、大米各100克，盐适量。猪肝、猪肚洗净后，切成细丝，放入锅中煮熟捞出。另起锅，加适量水与淘洗干净的大米同煮成粥，加入煮好的猪肝、猪肚丝稍煮一二沸，最后加盐、味精调味即可。佐餐食用。

【功效】补肝肾、明目。

【应用】夜盲症等。

## ◆ 菊花粳米粥

【原料及做法】菊花15克，粳米100克。最好用霜降前采摘的菊花，去蒂，烘干或阴干磨粉。粳米洗净煮粥，煮到粥成时，加入菊花粉 10 ～ 15 克，再稍煮片刻即可。每日 1 剂，分 2 次服。可连续服用。

【功效】清肝明目。

【应用】青光眼，症见眼珠胀痛，连及眼眶。

### ◆ 绿豆猪肝粳米粥

【原料及做法】绿豆 50 克，鲜猪肝 100 克，粳米 100 克。绿豆放锅中煮至半熟，再加入粳米同煮，待煮至米将烂时加入猪肝，煮至米熟粥成。每日 1 剂，分 2 次服食，宜长期食用。

【功效】明目，养血。

【应用】青光眼，症见头痛眼胀、视物昏蒙、视力下降等。

### ◆ 薏仁莲心粥

【原料及做法】薏苡仁 30 克，莲子心 10 克，粳米 100 克。上述食材一起放入锅中，加水 500 毫升同煮成粥。早晚食用。

【功效】清热利湿，健脾和中。

【应用】白内障，症见晶状体浑浊、视物模糊、头晕发胀等。

### ◆ 小米绿豆砂仁粥

【原料及做法】绿豆 20 克，砂仁 10 克，小米 50 克。上述食材一同放入锅中，熬至绿豆软烂即可。

【功效】健脾和胃，除障明目。

【应用】老年性白内障，症见晶状体浑浊、视物模糊、复视多视等。

## ◆ 人参山药粳米粥

【原料及做法】人参 3 克，山药 6 克，粳米 50 克，母鸡 1 只，盐适量。将鸡宰杀去毛及内脏（保留鸡肝，备用），加水适量煨汤，鸡烂后，取清汤约 400 毫升置于另一锅内，将人参切成片，与粳米一起放入鸡汤内同煮粥，煮到米粒五成熟时加入山药片，米将烂时，将鸡肝洗净用开水烫过后切成薄片加入，最后加盐调味即可。平时温服，可常服。

【功效】补益气血，明目。

【应用】老年性白内障，症见视物昏花、精神倦怠、肢体乏力等。

# ◼ 耳部疾病 ◼

## ◆ 金银花菊花粳米粥

【原料及做法】金银花 15 克，菊花 15 克，粳米 60 克。先将粳米淘洗干净，加入适量冷水煮粥，再加入金银花与菊花，共煮大约 30 分钟。每日 1 剂，可常服。

【功效】祛风利窍。

【应用】耳鸣，伴见听力下降、自感耳中有阻塞感等。

## ◆ 干柿粳米粥

【原料及做法】干柿 3 枚，粳米 150 克，豆豉适量。干柿洗净、切碎，与洗净的粳米、豆豉一起放入锅内，加水煮粥。空腹食用，每日 1 ～ 2 次。

【功效】清热润肺，健脾化痰，聪耳。

【应用】中老年人耳鸣、耳聋。

## ◆ 莲肉红枣扁豆粥

【原料及做法】莲子肉 10 克，红枣 10 枚，白扁豆 15 克，粳米 100 克。上述食材一起放入锅内，加水按常法煮粥。每日早晚温热服食。

【功效】益精气，健脾胃，聪耳目。

【应用】老年人耳鸣、耳聋。

## ◆ 沙参菊花粥

【原料及做法】北沙参 20 克，菊花 50 克，粳米 80 克。先将菊花煎汤，去渣取汁，再将菊花汤与粳米、北沙参同煮成粥。

【功效】滋阴潜阳，平肝泄热。

【应用】中老年人眩晕耳鸣、风热头痛、肝火目赤等。

# 鼻部疾病

## ◆ 辛夷粳米粥

【原料及做法】辛夷 10 克,粳米 50 克,白砂糖适量。将辛夷洗净,用纱布包好,放入砂锅中浸泡 1 小时,小火煮熬 20 分钟后去辛夷包取汁,用药汁煮粳米成粥,加白砂糖即可。每日作为早餐服用。

【功效】散风寒,通鼻窍。

【应用】鼻窦炎,症见头痛、鼻塞不通等。

## ◆ 大枣黑糯米蛋粥

【原料及做法】黑糯米 70 克,大枣 12 枚,鸡蛋 1～2 个。黑糯米与大枣洗净,加水适量煮至米熟粥成,再将鸡蛋打匀放入粥中,熬熟即可。

【功效】健脾祛痰,化浊通窍。

【应用】脾虚痰阻型慢性过敏性鼻炎,症见鼻塞较重、清涕多、鼻痒不适等。

## ◆ 桑叶菊花粳米粥

【原料及做法】桑叶 10 克，菊花 6 克，甜杏仁 10 克，粳米 60 克。桑叶、菊花加水 400 毫升煎煮，水沸后再煎 10 分钟，去渣取汁，加入甜杏仁、粳米，加水至适量共煮粥，米烂即成。每日 1 次，可连续服食。

【功效】润肺通窍。

【应用】鼻炎，症见鼻流浊涕，或黄绿色或有少许血丝，伴见咽痒、咳嗽等。

## ◆ 扁豆丝瓜粳米粥

【原料及做法】扁豆 60 克，鲜丝瓜 1 条，粳米 50 克。扁豆洗净切丝，粳米洗净，将扁豆与粳米加水适量，如常法煮粥，粥将熟时加入洗净的丝瓜段，再煮一二沸即可，粥熟后去丝瓜，可依个人口味加入白糖调味即可。每日 1 次，可长期服食。

【功效】健脾益气，润通鼻窍。

【应用】鼻炎，症见鼻流浊涕、色微黄等。

## ◆ 山楂丝瓜粳米粥

【原料及做法】山楂 20 克，丝瓜 100 克，粳米 50 克。丝瓜洗净切片，备用。山楂用水浸泡，加水 400 毫升煎煮，水开后再煎 15 分钟，去渣取汁，加入粳米按常法煮粥，粥将成时再加入丝瓜共煮，粥成即可。每日服 1 次，可连续服用。

【功效】活血通窍。

【应用】鼻炎，症见鼻塞持续不通，涕多或稠黄或白黏，嗅觉不灵，语音闭塞不畅，咳嗽多痰等。

# 口腔疾病

## ◆ 百合芦根杏仁粥

【原料及做法】百合 20 克，芦根 10 克，苦杏仁 5 克，粳米 50 克。百合、芦根、苦杏仁加水煎 30 分钟，去渣取汁，加粳米煮粥。每日服用 3 次。

【功效】清热化痰，辟秽除臭。

【应用】痰热壅肺型口臭，伴见胸痛胸闷、咳嗽痰黄黏稠、大便干结、小便短黄等。

## ◆ 竹叶粥

【原料及做法】淡竹叶 15 克，粳米 50 克。淡竹叶煎 10 分钟，去渣取汁，加粳米煮至粥熟。冷服，每日 3 次。

【功效】清热解毒，消肿止痛。

【应用】心脾积热型口腔溃疡，症见口舌多处糜烂生疮，疮面红肿、灼热、疼痛等。

### ◆ 银耳玉竹粳米粥

【原料及做法】银耳 10 克，玉竹 15 克，粳米 100 克，冰糖适量。玉竹加适量水煎煮 20 分钟，去渣取汁，加入粳米及银耳同煮粥，待米烂后，加入冰糖。冷服。每日 1 剂，分 6 次服。可常服食。

【功效】养阴敛疮。

【应用】口腔溃疡，症见黏膜溃烂成点，溃面呈灰白色，周围黏膜颜色淡红或不红，反复发作等。

### ◆ 圆白菜大米粥

【原料及做法】圆白菜 250 克，大米 100 克，姜丝、盐、鸡精各适量。圆白菜去根，择去老皮，冲洗干净，切成细丝。大米淘洗干净。油锅烧热，将圆白菜丝、姜丝放入锅中煸炒，加入鸡精、盐翻炒几下，起锅。另起锅，放入大米和适量水，以常法煮粥，最后加入炒过的圆白菜丝搅匀即成。佐餐食用。

【功效】益气温中。

【应用】口腔溃疡。

### ◆ 红茶大米粥

【原料及做法】红茶包 1 袋，大米 1 杯。大米淘洗干净，加水适量以大火煮开，然后转小火慢煮至米粒熟软。将红茶包置入粥锅中稍煮片刻后取出即可。佐餐食用。

【功效】温胃健脾。

【应用】过度疲劳、精神不振等引起的口腔溃疡。

## 咽喉疾病

◆ **鲜藕绿豆粳米粥**

【原料及做法】鲜藕 50 克，绿豆 30 克，粳米 30 克，白糖适量。绿豆加水适量，煮至半熟时加入粳米，粳米半熟时加入鲜藕片，继续熬煮成粥，加入适量白糖调味即可。每日 1剂，可常服。

【功效】润肺生津利咽。

【应用】咽喉炎，症见咽干口燥、微痛干痒、干咳短气、痰少黏稠难咯等。

◆ **苦菜粥**

【原料及做法】苦菜、粳米各 100 克，猪肉末 50 克，猪油 25 克，盐 5 克。苦菜去掉老根，洗净后切碎。粳米洗净后入锅，加清水适量，置火上烧开，加入盐、猪肉末熬煮成粥，再加入猪油、苦菜稍煮即可。每日服用 2 ～ 3 次。

【功效】清热解毒，凉血。

【应用】咽喉炎、慢性气管炎、扁桃体炎等。

## ◆ 黑芝麻枸杞粳米粥

【原料及做法】黑芝麻15克，枸杞子15克，粳米100克，白糖适量。黑芝麻、枸杞子和粳米淘洗干净，加冷水适量共煮粥，米烂后加白糖即可。每日1剂，分2次服，可长期服用。

【功效】补肾养阴。

【应用】咽喉炎，症见咽干口燥、眩晕、健忘、耳鸣、腰膝酸软、形体消瘦等。

## ◆ 干香菇粳米粥

【原料及做法】木耳10克，干香菇15克，粳米100克，冰糖适量。先将木耳与干香菇用冷水泡发、洗净，干香菇切细，与粳米一起加冷水适量共煮粥，粥煮成后再加入冰糖即可。每日1剂，分2次温服，可长期服食。

【功效】益胃润肺利咽。

【应用】咽部不适，或似异物梗阻，时欲咳痰，自觉身困乏力、不思饮食等。

## ◆ 青果（橄榄）粥

【原料及做法】青果（橄榄）10个，白萝卜1个，粳米100克，白砂糖适量。青果（橄榄）、白萝卜（洗净）分别切成米粒状。粳米洗净，放入开水锅内煮沸，再加入青果、白萝卜和白砂糖，以小火熬成粥。每日2次，温热服食。

【功效】生津止渴，清肺利咽。

【应用】咽喉肿痛、咳嗽气喘、痰涎壅盛等。

### ◆ 鸭梨粥

【原料及做法】鸭梨3个，粳米50克。鸭梨切开去核，切成小块或捣滤取汁均可，用水煮米粥如常法，待粥八成熟后加梨块煮熟即可（或待粥熟后加入梨汁调匀）。每日服用1次。

【功效】清心润肺，降火止渴。

【应用】喉干音哑，食少便燥，咳嗽气促，烦躁不宁等。

【注意】脾虚便溏、寒嗽者及产妇不宜食用。

# 第四章

# 妇产科疾病

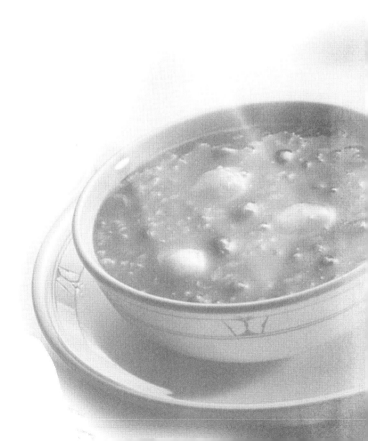

# 月经病

## ◆ 肉桂粳米红糖粥

【原料及做法】肉桂 2 ～ 3 克，粳米 30 ～ 60 克，红糖适量。肉桂煎取浓汁去渣。粳米煮粥，待粥煮沸后，调入肉桂汁及红糖同煮；或用肉桂末 1 ～ 2 克入粥内。每日 1 剂，可分 2 次服用。

【功效】补阳气，暖脾胃，散寒止痛。

【应用】妇人虚寒性痛经、寒湿腰痛等。

## ◆ 母鸡粳米粥

【原料及做法】母鸡 1 只（约 1000 克），粳米 100 克。母鸡宰杀后去毛及内脏，加水适量煮烂（去油）。粳米煮粥，临熟时加入鸡汤调匀。每日 1 次，可作为早餐食用。

【功效】补气补血，止痛。

【应用】行经期或月经干净后腹痛隐隐、喜按喜揉、按之痛减等。

◆ **茴香粳米粥**

【原料及做法】小茴香 15 克，粳米 100 克。小茴香加水适量煎煮，去渣取汁，加入粳米煮成稀粥。或用小茴香 3～5 克研为细末，调入粥中食用。经前、经期服食。

【功效】驱寒暖宫止痛。

【应用】经期受寒，症见月经延迟来潮，经色紫暗有血块等。

◆ **人参生姜粳米粥**

【原料及做法】人参 6 克（或用党参 30 克），生姜 10 克，粳米 100 克。人参（或党参）切碎，生姜洗净切成薄片，粳米洗净，三者共放入锅中，同煮成稀粥。每日 2～3 次。

【功效】补气血，健脾胃，增强体质。

【应用】月经周期逐渐后延，量少、经色淡，继而闭止不来等。

◆ **乌贼鱼粥**

【原料及做法】干乌贼 1 只，粳米 100 克，花生油、葱、姜、料酒、盐各适量。干乌贼用温开水泡发，洗净，切成小丁。粳米淘洗干净。锅内放入花生油烧热，下葱、姜煸香，加入清水、乌贼肉、料酒煮烂，再加入粳米，煮至粥成，调入盐即可。空腹趁热食用。

【功效】滋补养血，调经止带。

【应用】女性血虚闭经、崩漏等。

## ◆ 山楂片糯米粥

【原料及做法】糯米 100 克，白糖 10 克，山楂 50 克。糯米洗净，熬至粥成，最后加入白糖、山楂，再煮片刻即可。可常服。

【功效】理气活血，通经。

【应用】月经数月不行，伴见精神抑郁、烦躁易怒、胸腹胀痛等。

## ◆ 赤小豆粳米粥

【原料及做法】赤小豆 30 克，粳米 100 克，红糖适量。上述食材共煮粥。每日早晚服食，可常服。

【功效】化痰祛湿，活血调经。

【应用】月经停闭，伴见身体肥胖、胸闷神疲、咽中痰多、四肢困倦无力等。

## ◆ 桃仁粳米粥

【原料及做法】桃仁 10 ～ 15 克，粳米 50 ～ 100 克。桃仁捣烂如泥，加水煮汁去渣，同粳米煮成稀粥。

【功效】生津润肠，活血消积，养肝气，通月经。

【应用】血滞经闭、痛经、跌打损伤等。

【注意】月经过多者及孕妇不可食用。本品不可多食，多食令人发疮疖、疟、痢诸患，腹热作泻。本品不可与白术、鳖同食。桃有两仁者，有毒，不可食。

## ◆ 鲍鱼鸡肉粥

【原料及做法】鲍鱼1个，粳米300克，鸡肉250克，淀粉、盐、糖、酱油、植物油、香菜、葱各适量。鲍鱼切丝。鸡肉洗净，切块，用淀粉、盐、糖、酱油、植物油拌匀。粳米淘洗干净，加入适量水煮开后，改用小火，快煮好时，放入鸡块，待水再开时调味，最后加入鲍鱼丝搅匀，撒上香菜末、葱花即成。空腹食用。

【功效】养阴调经。

【应用】月经不调，伴见大便干燥等症。

## ◆ 豇豆鸡肉粥

【原料及做法】豇豆50克，鸡肉100克，大米120克。豇豆仁泡胀，鸡肉切丝。大米淘净，与豇豆同煮粥，临熟时下鸡肉煮熟即可。每日早晚服用，15～20日为1个疗程。

【功效】补肾健脾，温中益气。

【应用】月经不调、白带增多等。

## ◆ 乌贼枸杞粥

【原料及做法】乌贼 120 克，粳米 100 克，红糖 50 克，枸杞子 25 克，红枣 9 枚，姜、红糖各适量。粳米淘洗干净。乌贼洗净，入沸水焯一下，切块。红枣洗净，待用。姜洗净，切片。锅内加入适量清水，放入粳米、乌贼块、红枣、姜片一同煮粥，待熟后加入红糖调匀即可。每日 1 次，15 日为 1 个疗程。

【功效】养血滋阴，通脉调经。

【应用】月经不调、闭经等。

## ◆ 槐花粳米粥

【原料及做法】槐花 30 克，粳米 50 克。槐花水煎，去渣取汁，与粳米共煮为粥。每日 1 次，连服 3 ～ 5 天。

【功效】清热凉血止血。

【应用】月经过多，经色深红或鲜红、黏稠、有血块等。

## ◆ 龙眼薏仁糯米粥

【原料及做法】龙眼肉 30 克，薏苡仁 20 克，红枣 10 ～ 15 枚，糯米 100 克，冰糖适量。龙眼肉、薏苡仁、红枣及糯米一同放入锅中，加水共煮粥，至米烂粥成后，加适量冰糖融化、拌匀即可。每日 2 次，早晚温服，于月经干净后服 5 ～ 7

天，连服 3 ～ 4 个月经周期。

【功效】补肾养血，强身健体。

【应用】月经错后，经量逐渐减少，甚至点滴即净，经色淡红或暗黑，质稀无血块等。

### ◆ 艾叶粳米粥

【原料及做法】艾叶 15 克（鲜品 30 克），粳米 50 克，红糖适量。艾叶加水煎取浓汁，去渣，入粳米及红糖，再加水同煮为粥。月经期食用，每天早晚各服 1 次，温热服食。

【功效】驱寒暖腹，活血调经。

【应用】经来量少，点滴即净，经色暗红，质黏或清稀，或有血块，小腹冷痛等。

# 带下病

## ◆ 鳖甲鹿角粥

【原料及做法】鳖甲 10 克，鹿角胶 15～20 克，粳米 100 克，姜 3 片。先煎鳖甲，取汁去渣，再加入洗净的粳米、姜煮粥，待粥成后放入鹿角胶烊化。每日服用 1～2 次，3～5 日为 1 个疗程。

【功效】补肾益精，止带。

【应用】肾气不足所致的带下量多、淋漓不断，伴见腰酸胀痛等。

## ◆ 豆腐皮白果粥

【原料及做法】豆腐皮 90 克，白果 9 克，大米 60 克。三者按常法煮粥服食。每日 1 剂。

【功效】清热解毒，利湿止带。

【应用】湿热型盆腔炎，症见带下量多，或黄或白，或赤白相间，质黏腻等。

## ◆ 鸡冠花粥

【原料及做法】鲜鸡冠花 15 克，糯米 60 克。鲜鸡冠花洗净、水煎，去渣取汁，加水与糯米同煮为粥，大火煮沸后改用小火熬煮，待粥稠即可。每日早晚温热服食，3 ～ 5 日为 1 个疗程。

【功效】凉血止血。

【应用】妇女赤白带下等。

## ◆ 扁豆山药糯米粥

【原料及做法】白扁豆 15 克，糯米 60 克，山药 30 克。上述食材洗净，放入砂锅里，加水 500 毫升，用小火煮熟。每日温热服食 2 次，连服 5 ～ 7 日。

【功效】健脾化湿。

【应用】脾虚湿热型带下等。

# 妊娠病

## ◆ 母鸡黄米安胎粥

【原料及做法】老母鸡 1 只，黄芪 20 克，黄米 250 克。选四五年的老母鸡 1 只，宰杀去毛及内脏，煮汤，将黄芪、黄米加入鸡汤中煮粥。可连续服用。

【功效】补气养血，固肾安胎。

【应用】妊娠期间，阴道少量出血，色淡、质稀，或腰酸、小腹空坠等。

## ◆ 安胎鲤鱼粥

【原料及做法】苎麻（野麻）根 10 克，活鲤鱼 1 条，糯米 50 克。苎麻根加水煎煮，去渣取汁。鲤鱼去鳞及肠杂，洗净，切块煎汤。苎麻根汁、鲤鱼汤和糯米共煮粥。每日 2 次，空腹温食，5 日为 1 个疗程。

【功效】滋阴清热，止血安胎。

【应用】阴虚血热之胎漏，妊娠期阴道少量出血，颜色鲜红，伴见五心烦热、口干咽燥等。

## ◆ 乌贼母鸡粥

【原料及做法】母鸡 1 只，乌贼干 1 条，糯米 150 克，盐适量。母鸡去毛、剖腹去内脏、洗净，同乌贼、糯米共入锅中，加水适量煮熟，加盐调味即成。怀孕起服，每月 1 次，1～2 日吃完。

【功效】安胎。

【应用】气血亏虚型习惯性流产。

## ◆ 枸杞大枣粥

【原料及做法】枸杞子 30 克，红枣 10 枚，粳米适量。大枣洗净去核，与枸杞子、粳米同煮为粥。每日 3 次，温服。

【功效】益气养血，固冲安胎。

【应用】气血虚弱型习惯性流产，屡孕屡坠等。

## ◆ 菟丝子粥

【原料及做法】菟丝子 30 克（或鲜品 60 克），大米 100 克，白糖适量。菟丝子洗净、捣碎，加水煎煮，去渣留汁，然后加入大米煮粥，粥成后调入白糖稍煮即成。佐餐食用。

【功效】补肾，益精，安胎。

【应用】习惯性流产。

## ◆ 大枣糯米粥

【原料及做法】糯米 100 克，大枣 30 克，红糖适量。糯米与大枣洗净，一并放入锅内，加清水适量，先用武火煮沸，再用文火煎熬 30 分钟左右，以大枣熟烂为度。在粥将成时，加入红糖搅拌均匀即成。早晚食用。

【功效】健补脾胃，暖胃止呕。

【应用】妊娠初期出现恶心呕吐，进食少而引起的精神疲倦、乏力嗜睡等。

## ◆ 白扁豆大米粥

【原料及做法】白扁豆、大米各适量，砂仁末 1 ～ 2 克，白糖适量。白扁豆与大米各等分，加水煮粥，待熟后加入砂仁末、白糖调匀。早晚食用。

【功效】健补脾胃，暖胃止呕。

【应用】妊娠初期出现恶心呕吐，不能进食或勉强少量进食，呕吐清水或清稀痰涎，伴见胃部饱胀、精神疲倦、乏力嗜睡等。

## ◆ 刀豆粳米粥

【原料及做法】刀豆 15 克，粳米 50 克，生姜 2 片。刀豆洗净，捣碎（或炒后碾末），与粳米、生姜一起放入砂锅中，加适量水，用武火煮沸后，改用文火熬煮成稀粥。早晚温热服食。

【功效】健补脾胃，暖胃止呕。

【应用】妊娠初期出现恶心呕吐，不能进食或勉强少量进食，呕吐清水或清稀痰涎，伴见胃部饱胀、精神疲倦、乏力嗜睡等。

#### ◆ 核桃糯米粥

【原料及做法】糯米 100 克，核桃 15 个。核桃敲碎，取出核桃肉。核桃壳加清水煮 20 分钟后，弃壳留汤。将核桃壳汤加核桃仁、糯米煮成粥。

【功效】补肾强腰，润肠通便，止呕。

【应用】防治妊娠呕吐。

#### ◆ 砂仁大米粥

【原料及做法】砂仁 5 克，大米 100 克。砂仁研成细末。大米常规煮粥，待粥熟时加入砂仁末，再煮一二沸即可。佐餐食用。

【功效】行气调中，醒脾和胃。

【应用】脾虚气逆、妊娠呕吐涎沫。

## ◆ 竹茹粥

【原料及做法】鲜竹茹、糯米各50克。鲜竹茹加适量水煎煮，去渣留汁。糯米洗净，加竹茹汁一起煮成稀粥。佐餐食用。

【功效】清热化痰，除烦止呕。

【应用】妊娠呕吐。

## ◆ 百合小米粥

【原料及做法】干百合15克，小米50克。二者按常法熬粥。每日服用1～2次。

【功效】养阴润肺，止咳安胎。

【应用】妊娠期间阵发咳嗽，入夜更剧，干咳无痰，甚至咳出血丝，伴见口干咽燥等。

## ◆ 粳米大枣银耳粥

【原料及做法】粳米100克，大枣10枚，银耳5克，冰糖适量。粳米淘洗干净，大枣洗净，二者加入适量清水，用武火煮沸后，加入泡发好的银耳、冰糖，再次煮沸后，改用文火煎熬1小时左右，以银耳熟烂为度。可当点心或早晚餐食用。

【功效】养阴润肺，止咳安胎。

【应用】妊娠期间阵发咳嗽，入夜更剧，干咳无痰，甚至咳出血丝，伴见口干咽燥等。

### ◆ 糯米阿胶粥

【原料及做法】糯米 60 克，阿胶 30 克。阿胶打成碎末，糯米淘净下锅煮粥，待米熟粥成时，放入阿胶搅匀即成。早晚食用。

【功效】养血止血，滋阴润燥，安胎。

【应用】妊娠血虚所致胎动不安等。

## ◆ 黄芪小米粥

【原料及做法】黄芪 15 克，小米适量，红糖适量。小米淘洗干净，同黄芪一起加水熬煮成粥，待粥熟后加入红糖调匀。少量、多次温服，可常服。

【功效】益气补血，增加乳汁分泌。

【应用】产后无乳汁分泌或乳汁分泌过少，乳汁颜色清淡，质稀薄似水，乳房柔软、不胀痛，面色苍白等。

## ◆ 鲢鱼粥

【原料及做法】鲢鱼 500 克，小米 100 克，丝瓜仁 10 克。鲢鱼去内脏及鳃，洗净。锅中加适量水，放入小米，待水煮沸后，将鲢鱼及丝瓜仁放入锅内再煮至熟即可。空腹吃鱼喝粥。

【功效】通经下乳。

【应用】产后乳少等。

## ◆ 王不留行赤豆大米粥

【原料及做法】王不留行 10 克，赤小豆 30 克，大米 50 克。三者按常法共煮成粥。每日少量、多次服食。

【功效】调节情绪，疏通乳腺，促进乳汁分泌。

【应用】产后无乳汁分泌或乳汁过少，乳房胀硬或胀痛等。

## ◆ 虾米粳米粥

【原料及做法】粳米 100 克，虾米 50 克，姜、葱花各适量。粳米用水淘洗干净。虾米用温水泡发，洗净。锅内加适量清水，放入粳米，旺火煮沸后，加入虾米，再改用小火煮成粥，然后调入姜、葱花即可。空腹趁热食用。

【功效】通乳，补肾壮阳。

【应用】产后乳汁不下，虚寒怕冷等。

## ◆ 莴苣子甘草糯米粥

【原料及做法】莴苣子 15 克，生甘草 5 克，糯米或粳米 100 克。莴苣子捣碎，与生甘草同煎约 30 分钟后，去渣留汁。将糯米或粳米、适量清水煮成稀粥，待粥成兑入以上药汁稍煮即可。早晚温热食用。

【功效】健脾养血，促进乳汁分泌。

【应用】产后无乳汁分泌或乳汁分泌过少，乳汁颜色清淡，质稀薄似水，乳房柔软、不胀痛，伴见面色苍白等。

## ◆ 黄花菜瘦肉粥

【原料及做法】干黄花菜 50 克，猪瘦肉、粳米各 100 克，盐、葱、姜各适量。黄花菜洗净，猪瘦肉切片，备用。粳米以常法煮成粥，粥将成时，放入黄花菜和猪肉，二者将熟时，加入葱、姜、盐调味即可。每日 1 次，温热食用。

【功效】利尿通乳。

【应用】产后乳汁不足。

## ◆ 山楂粳米粥

【原料及做法】山楂 40 克（或鲜山楂 60 克），粳米 100 克，白砂糖 10 克。将山楂放入砂锅，煎取浓汁，去渣后加入粳米、砂糖一起煮粥。每日早晚食用。

【功效】健脾胃，消食积，散瘀血。

【应用】产后恶露不尽，月经后期、痛经等。

## ◆ 生地黄大米粥

【原料及做法】生地黄 50 克，大米 100 克，冰糖适量。生地黄与大米加水共煮粥，粥成加冰糖调味。每日早晚食用。

【功效】滋阴养血，清内热而止血。

【应用】产后恶露不止，量或多或少，颜色深红或鲜红，较稠黏，或有臭味等。

## ◆ 火麻仁粳米粥

【原料及做法】火麻仁 10 克，粳米 50 克。火麻仁捣烂，水煎，过滤取汁，加粳米共煮粥。早晚各食 1 次。

【功效】益气养血，润燥通便。

【应用】产后血虚便秘，小便不通利，风痹经闭等。

## ◆ 山药大米粥

【原料及做法】山药（铁棍山药）100 克，大米 200 克。山药洗净，切碎。大米淘洗干净，与山药一起放入锅内，加适量清水共煮粥。每日早晚各服 1 次，可常服。

【功效】补脾胃，益气血，增进食欲，强健身体。

【应用】产后体质虚弱，症见面色发黄、头昏心慌、倦怠嗜睡、四肢无力等。

## ◆ 粟米（小米）羊肉粥

【原料及做法】粟米（小米）、瘦羊肉各 100 克，生姜 6 克，葱白 3 根，花椒、盐各适量。瘦羊肉洗净切细，与小米共煮，待沸后加入生姜、葱白、花椒、盐等，米熟即可。空腹食用。

【功效】益气，养血，温中。

【应用】产后气血虚弱，症见精神萎靡、面黄肌瘦、食纳减少。

#### ◆ 藕粉粥

【原料及做法】粳米 30 克，藕粉 30 克，白糖适量。粳米洗净，加水煮粥，临熟时放入藕粉调匀，加适量白糖即成。

【功效】补中益气，健脾和胃。

【应用】产后血虚等。

# 乳腺炎

## ◆ 木香薏仁牛蛙大米粥

【原料及做法】薏苡仁 30 克，牛蛙 1 只，大米 80 克，木香 10 克，盐、香油、胡椒粉、料酒、葱花各适量。大米、薏苡仁、木香均洗净浸泡。牛蛙处理干净，剁成小块。油锅烧热，放入牛蛙，烹入料酒，加盐炒熟后捞出。所有材料一起煮粥，粥成后加调料，撒上葱花即可。

【功效】清热利湿，行气排脓。

【应用】乳腺炎。

# 更年期综合征

## ◆ 粳米白梅花粥

【原料及做法】粳米 50 ～ 100，白梅花 3 ～ 5 克。粳米淘净，加适量清水煮粥，待粥将成时，加入白梅花同煮片刻即可。每日早晚可当点心服食。

【功效】疏肝理气，宽胸解郁。

【应用】平素性情忧郁，正值更年期阶段，或受外界精神刺激，伴见头痛头晕、胸闷心慌、忧郁寡言或情绪激动等。

## ◆ 百合粉粥

【原料及做法】鲜百合、粳米各 60 克，冰糖适量。百合晒干后研粉，取 30 克同冰糖、粳米煮粥即可。作为早餐食用。

【功效】润肺止咳，养心安神。

【应用】妇女更年期综合征等。

## ◆ 莲子糯米粥

【原料及做法】莲子（带心）50 克，糯米 50 ～ 100 克，冰糖适量。莲子（带心）与糯米同煮成粥，粥成加冰糖即可。每日晨起服食，或不拘时当点心服用。

【功效】补肾滋阴，养心安神补脑，清除内热。

【应用】妇女更年期综合征等。

## ◆ 羊肉枸杞板栗粥

【原料及做法】羊肉100克，枸杞子15克，生板栗肉30克，粳米100克。羊肉洗净、切片，与枸杞子、生板栗肉、粳米同煮粥。每日早晚服食。

【功效】温补阳气，益肾健脾，养血强身，消肿。

【应用】妇女更年期综合征等。

## ◆ 枣麦粥

【原料及做法】酸枣仁20克，小麦60克，粳米100克，大枣6枚。酸枣仁、小麦、红枣水煎，去渣取汁，加入粳米煮粥食用。每日早晚服食。

【功效】养心安神。

【应用】妇女更年期综合征等。

# 不孕症

## ◆ 淡菜糯米粥

【原料及做法】淡菜 50 克，糯米 100 克，精盐适量。淡菜用温水浸泡半日，加入糯米，加水煮粥，煮至米熟粥稠，加入精盐调味即可。每次一小碗，每日 2 次，早晚温服。

【功效】滋补肝肾，养阴助孕。

【应用】婚后久不受孕，月经提前来潮或正常时间来潮，量少、色鲜红、无血块等。

## ◆ 鹿角胶粳米粥

【原料及做法】鹿角胶 15 克，粳米 100 克，生姜末、食盐各适量。粳米淘洗干净，加水煮粥，待粥熟后，加入鹿角胶（先烊化）、生姜末、食盐，拌匀即可。每日服用 1 ～ 2 次，连服 3 ～ 5 日。

【功效】补肾助孕。

【应用】婚后久不受孕，月经周期长，量少、色淡红或暗黑，甚至数月一行或闭经等。

## ◆ 苁蓉羊肉粳米粥

【原料及做法】肉苁蓉 6 克，羊肉 100 克，粳米 100 克，葱、姜、盐各适量。将肉苁蓉水煎取汁，与羊肉、粳米共煮粥，最后加葱、姜、盐调味。每次一小碗，每日 1 ~ 2 次，连服 7 天。宜寒冬食用。

【功效】补肾助孕。

【应用】婚后久不受孕，月经周期长，量少、色淡红或暗黑，甚至数月一行或闭经等。

## ◆ 紫石英糯米粥

【原料及做法】紫石英 12 克，糯米 60 克，红糖适量。紫石英打碎淘净，加水煎成浓汁，去渣留汁。糯米洗净，加入适量水、红糖煮粥，待粥将成时加入药汁稍煮即可。作为早餐食用。

【功效】镇心神，降逆气，暖子宫。

【应用】妇女宫寒不孕、虚劳惊悸等。

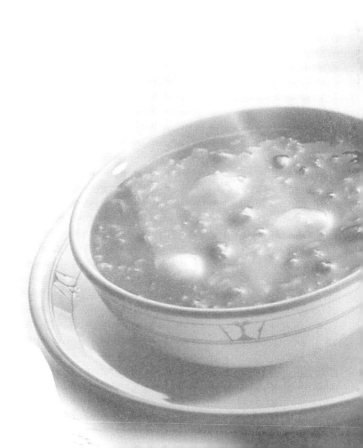

第五章

男科疾病

# 性功能障碍

## ◆ 枸杞羊肾粥

【原料及做法】枸杞子20克，羊肾2对，羊肉100克，粳米250克，葱白、盐各适量。羊肾洗净，去臊腺、脂膜，切成细丁。葱白洗净，切成细节。羊肉洗净，与羊肾、葱白一同放入锅内，加水适量，备用。枸杞子洗净，粳米淘净，与羊肾、羊肉一起放入锅内，熬粥，待肉熟米烂时加入盐即可。吃羊肾、羊肉，喝粥。

【功效】补肾填精。

【应用】肾精衰败、性功能减退、腰脊疼痛等。

## ◆ 大蒜韭菜粥

【原料及做法】鲜韭菜30～60克，大蒜头30克，粳米100克，精盐适量。鲜韭菜洗净，切细。大蒜头去皮。先煮粳米为粥，待粥沸后，加入韭菜、大蒜、精盐同煮至粥熟。

【功效】健脾暖胃，补肾壮阳，杀菌止痢。

【应用】脾肾阳虚所致的早泄、阳痿、遗精。

### ◆ 菟丝子羊肉粥

【原料及做法】菟丝子 30 克，羊肉 50 克，粳米 100 克，白糖、盐各适量。羊肉剁成肉泥，与菟丝子、粳米一起煮粥至熟，加白糖、盐等调味即可。

【功效】补肾固精。

【应用】阳痿、早泄等。

### ◆ 莲子白果粳米粥

【原料及做法】莲子 50 克，白果 10 枚，粳米 100 克。莲子加水煮熟，再加入去壳后炒熟的白果和粳米，共煮粥。每日 1 次，可连续服用数日。

【功效】补肾固精，清心安神。

【应用】遗精多梦或性欲亢盛，伴见形体消瘦、头昏耳鸣、腰膝酸软、早泄等。

# 前列腺疾病

## ◆ 母鸡黄芪粳米粥

【原料及做法】母鸡 1 只（约 1500 克），黄芪 20 克，粳米 100 克，盐适量。母鸡宰杀后去毛及内脏，洗净切块，加水煎浓汁。黄芪洗净，加水煎汁。将鸡汁和药汁、淘净的粳米一起放入锅内，加适量水煮粥，入少许盐调味即可。每日 1 剂，分次温热食用，可经常食用。

【功效】补脾益气，养血。

【应用】欲解小便而不得出，或量少而不畅，伴小腹坠胀、神疲、气短等。

## ◆ 枸杞核桃粥

【原料及做法】枸杞子 20 克，核桃仁 30 克，粳米 100 克，食盐适量。核桃仁捣碎，再与淘洗干净的粳米和枸杞子一起放入锅内，加水 1000 毫升左右，大火煮沸后改用小火熬煮成稀粥，加食盐调味。佐餐服食。每日 1 剂，可连服 3 ～ 5 日。

【功效】滋阴补肾。

【应用】尿末滴白，或欲念萌生时滴白，伴形体消瘦、头昏眼花、多梦遗精等。

## ◆ 鸡肝粳米粥

【原料及做法】菟丝子 10 克，鸡肝 3 具，粳米 100 克。菟丝子加水煎汁，去渣留汁。粳米淘洗干净。猪肝洗净，切碎。菟丝子汁与粳米、猪肝一起加水煮成稀粥，加食盐调味。分次食用，可连服 5 ～ 7 日。

【功效】补肾温阳。

【应用】稍累即尿末滴白，小便淋沥，伴精神萎靡、畏寒肢冷，或阳痿、遗精、早泄等。

第六章

儿科疾病

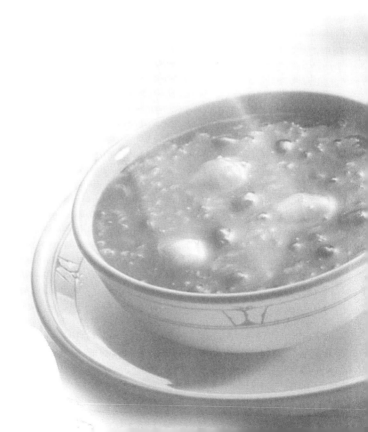

# 食欲不振

## ◆ 扁豆山药大米粥

【原料及做法】白扁豆、山药各 30 克，大米 25 克。白扁豆、山药、大米等淘洗干净，同煮成粥。可经常服食。

【功效】健脾益胃，消暑止泻。

【应用】脾虚胃弱之食欲不振、食积痞块、小儿疳积等。

## ◆ 陈皮麦芽粳米粥

【原料及做法】陈皮 5 克，麦芽 20 克，粳米 50 克。将陈皮、麦芽洗净入锅，加冷水煎煮半小时，去渣后与淘洗干净的粳米一同煮粥，调味服食。

【功效】理气健脾。

【应用】厌恶进食，食不知味，若进食或偶然多食则脘腹胀满等。

## ◆ 乌梅山楂粥

【原料及做法】乌梅 10 克，山楂 20 克，粳米 50 克。乌梅、山楂洗净入锅，加适量水煎煮半小时，去渣后与淘洗干净的粳米一同煮粥，调味服食。

【功效】益胃滋阴。

【应用】纳呆食少，伴见面色萎黄、皮肤失润等。

### ◆ 鲜梨粳米粥

【原料及做法】鲜梨3个，粳米100克。梨洗净，连皮切碎，去核，加水适量，文火煎煮30分钟，捞出梨块，加粳米煮成稀粥，每日早晚各食1次，连用1周。

【功效】益胃滋阴。

【应用】纳呆食少，伴见面色萎黄、皮肤失润等。

# 小儿泄泻

## ◆ 扁豆粳米人参粥

【原料及做法】白扁豆 15 克，粳米 50 克，人参 3 克。单煎人参取汁。另起锅煮白扁豆，将熟时加入粳米，粥熟时，加人参汁调匀即可。每日 2 次，空腹服食。

【功效】益精补肺，健脾止泄。

【应用】小儿脾胃虚弱之久泄不止，小儿吐泻等。

## ◆ 红枣莲子粳米粥

【原料及做法】红枣 10 枚，莲子 20 克，粳米 50 克。将以上食材洗净，一起放入锅中，加适量清水煮粥，调味服食。

【功效】补脾助运。

【应用】泄泻时轻时重或时发时止，大便稀溏、色淡不臭、夹杂未消化残渣，食后易泻等。

## ◆ 粳米大米粥

【原料及做法】粳米、大米各 50 克。二者共煮粥，成粉絮状。服用上面浮漂的米粒。

【功效】补中益气，健脾止泻。

【应用】小儿腹泻。

### ◆ 栗子山药粳米粥

【原料及做法】栗子30克，山药30克，粳米50克。栗子去壳、皮，洗净。山药洗净，切成小块。粳米淘洗干净，与栗子、山药一同入锅，加适量清水煮粥服食。

【功效】温扶脾肾之阳。

【应用】久泻不止，缠绵难愈，粪质清稀，下利清谷，或五更泻等。

### ◆ 小米马齿苋粥

【原料及做法】小米25克，鲜马齿苋20克，蜂蜜适量。马齿苋捣汁，备用。小米洗净，煮粥，待将熟时加入马齿苋汁煮至粥成，最后调入蜂蜜。

【功效】补虚损，健脾胃。

【应用】小儿血痢等。

【注意】不宜与杏同食。

### ◆ 薏仁鸡内金粥

【原料及做法】生薏苡仁30克，鸡内金1个，粳米25

克。三者同煮成粥。

【功效】利湿健胃消食。

【应用】小儿泄泻等。

## ◆ 山药小米粥

【原料及做法】山药 100 克，小米 100 克。将山药洗净切薄片，小米洗净，将二者一起放入锅中，加适量水，用大火煮开，然后小火慢煮至稀粥状，分次喂食即可。

【功效】健脾益肾。

【应用】适用于小儿肠胃消化功能不足，脾胃虚弱之不思饮食。

# 营养不良

### ◆ 鸡内金粳米粥

【原料及做法】鸡内金 10 克，山药 20 克，粳米 50 克。鸡肉金、山药洗净，切碎入锅，加入淘净的粳米及清水煮粥。空腹服用。

【功效】健脾和胃。

【应用】面色萎黄少华，形体比正常小儿消瘦，毛发稀疏等。

### ◆ 胡萝卜红糖粳米粥

【原料及做法】胡萝卜 50 克，红糖 20 克，粳米 50 克。胡萝卜洗净切片，与淘净的粳米及红糖一起入锅，加适量水煮粥。空腹服用。

【功效】调和脾胃。

【应用】面色萎黄少华，形体比正常小儿消瘦，毛发稀疏等。

## ◆ 黄精薏仁粳米粥

【原料及做法】黄精 3 克，薏苡仁 20 克，粳米 50 克。黄精洗净切片，与薏苡仁一同入锅，加水煎煮 30 分钟后去渣，与淘净的粳米一同煮粥。空腹服。

【功效】补气健脾。

【应用】形体明显消瘦，面色萎黄，毛发稀少，精神不振等。

# 遗 尿

## ◆ 桑螵蛸高粱米粥

【原料及做法】桑螵蛸 5 克,高粱米 50～100 克。桑螵蛸用清水煎熬 3 次,过滤后收集液 500 毫升,将高粱米淘洗干净,放入锅内,掺入桑螵蛸汁,置火上煮成粥,至高粱米煮烂即成。每日 2 次,早晚温服。

【功效】固肾缩尿。

【应用】肾气不足或营养失调致小儿遗尿、小便频数等。

## ◆ 韭菜粳米粥

【原料及做法】鲜韭菜 50 克,粳米 100 克,盐适量。韭菜洗净切碎,备用。粳米洗净后煮粥,粥成加入韭菜稍煮一二沸,最后加少许盐调味服食。

【功效】温肾健脾。

【应用】睡后遗尿,伴见少气懒言、面色苍黄、食欲不振等。

◆ **金樱子粳米粥**

【原料及做法】金樱子 6 克，粳米 50 克，白糖适量。金樱子与粳米淘洗干净，一起放入锅中，加适量冷水煮粥，粥成加白糖调味服食。

【功效】健脾缩尿。

【应用】睡后遗尿，伴见少气懒言、面色苍黄、食欲不振等。

## 儿童多动综合征

### ◆ 芡实粳米粥

【原料及做法】芡实 20 克，粳米 50 克，白糖适量。芡实、粳米淘洗干净，一起放入锅中，加适量清水煮粥，粥成加白糖调味服食。

【功效】健脾宁神。

【应用】小儿神思涣散，注意力不集中，伴见神疲乏力、食纳不佳、形体消瘦或虚胖、多动多语等。

### ◆ 桑椹枸杞粳米粥

【原料及做法】桑椹子 20 克，枸杞子 20 克，粳米 50 克，冰糖适量。桑椹子、枸杞子浸泡水中片刻，洗净后与粳米同入锅中，加适量清水煮粥，粥成加冰糖调味服食。

【功效】养阴安神。

【应用】小儿多动多语，烦躁易激动，冲动任性，难以自控，神思涣散，注意力不集中，动作笨拙不灵等。

# 五 迟

## ◆ 龙眼肉大枣粳米粥

【原料及做法】龙眼肉 10 克，大枣 10 枚，粳米 50 克。龙眼肉、大枣入清水中浸泡后洗净，与淘净的粳米一同放入锅中，加适量水煮粥，粥成调味服食。

【功效】补血养心。

【应用】以语言、发育迟缓为主症，甚至只能无意识发音，不能用语言表达意思，或语言含混不清，词不达意等。

# 小儿夏季热

### ◆ 葛根粳米粥

【原料及做法】葛根 10 克，粳米 30 克。葛根与粳米加水适量煮粥。早晚服食。

【功效】祛暑清热，生津止渴。

【应用】夏季热，症见发热、口干燥渴等。

### ◆ 荷叶粥

【原料及做法】鲜荷叶 2 张，粳米 30 克，白糖适量。鲜荷叶洗净，煎汤 500 毫升左右，滤取汁，加粳米煮成稀粥，加白糖调味。早晚服食。

【功效】清热解暑。

【应用】夏季热之发热等。

### ◆ 荷叶竹叶绿豆粥

【原料及做法】鲜荷叶 1 张，鲜竹叶 20 片，绿豆 20 克，粳米 30 克。鲜荷叶、鲜竹叶洗净，二者煎汤备用。绿豆加水煮至开花，加入荷叶竹叶汤，再加入粳米煮成稀粥。早晚服食。

【功效】祛暑清热，和中养胃。

【应用】夏季热之发热口渴、食欲不佳等。

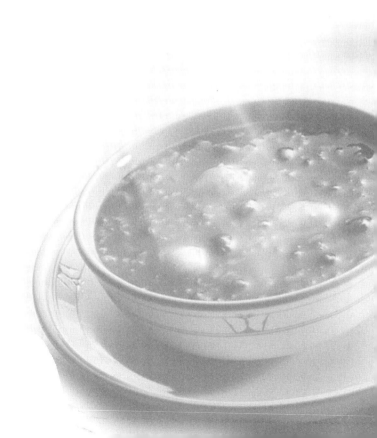

# 第七章

# 皮肤科疾病

# 痱　子

## ◆ 绿豆荷叶粥

【原料及做法】绿豆 50 克，荷叶 1 张，粳米 100 克，白砂糖适量。绿豆、荷叶和粳米洗净。绿豆放入锅内，倒入适量水，置大火上煮沸后，改小火继续煮至五成熟，放入粳米，添加适量水，改大火煮沸，再改小火继续煮，用荷叶当锅盖，盖于粥汤上，煮至米熟豆烂汤稠，加入白砂糖调味即成。每日 1 剂，早晚各服 1 次。

【功效】清热解毒，祛暑生津。

【应用】预防和治疗小儿痱子；亦可用作暑季消夏解暑。

# 脓疱疮

## ◆ 莲子薏仁粥

【原料及做法】薏苡仁 75 克，莲子 25 克，粳米 750 克，冰糖 500 克。锅内倒入水，放入淘洗干净的薏苡仁、粳米，烧沸后用小火煮至半熟，放入莲子，待煮至粥熟后，加入冰糖搅匀，即可食用。

【功效】健脾除湿。

【应用】脾虚湿蕴型脓疱疮，症见脓疱稀疏、色淡白或淡黄、糜烂面淡红等。

# 带状疱疹

## ◆ 齿苋薏仁粥

【原料及做法】薏苡仁、马齿苋各 30 克，红糖适量。薏苡仁和马齿苋洗净，加水煮熟，加红糖调味即可。

【功效】清热解毒，健脾化湿。

【应用】带状疱疹。

# 痤 疮

## ◆ 薏苡仁白砂糖粥

【原料及做法】薏苡仁 50 克，白砂糖适量。薏苡仁加适量水以小火煮成粥，加白砂糖适量搅匀。作为早餐食用，每日 1 次，连用 30 天。

【功效】健脾补肺，清热利湿。

【应用】湿热型扁平疣、痤疮等。

## ◆ 枇杷叶菊花粳米粥

【原料及做法】枇杷叶 9 克，菊花 6 克，粳米 60 克。枇杷叶、菊花用布包好，加水 3 碗煎成 2 碗，再入粳米煮粥服食。每日 1 剂，连服 10 ～ 15 日。

【功效】疏风清热解毒。

【应用】皮疹多发生于颜面，尤其是额、颊、鼻旁等，皮疹炎症明显，或有脓疱等。

# 银屑病

## ◆ 百合玉竹石膏粥

【原料及做法】百合 15 克，玉竹 15 克，生石膏 18 克，大米 60 克，盐适量。生石膏与玉竹加水 3 碗，用大火煎至 2 碗，再加入百合、大米，用小火煮成稀粥，以盐调服。每日 1 剂，连用 8 ～ 10 剂。

【功效】养血润燥，滋阴祛风。

【应用】血虚风燥型银屑病，症见皮损色淡、鳞屑较多、皮肤干燥等。

## ◆ 槐花粳米红糖粥

【原料及做法】生槐花 30 克，粳米 60 克，红糖适量。生槐花加水煎煮，去渣取汁，再与粳米、红糖一起煮成粥。每日 1 剂，连服 7 ～ 10 日。

【功效】清热凉血止痒。

【应用】皮损发展迅速，不断扩大且出现新皮疹，疹色鲜红，鳞屑肥积，点状出血明显，患部瘙痒难忍，因外伤或搔抓可引起新疹发生等。

# 皮肤瘙痒症

## ◆ 大米葱白豆豉粥

【原料及做法】大米50克，葱白3根，豆豉20克，盐适量。大米洗净，加水煮沸，再入豆豉共煮，待米将熟时，加入葱白，煮至米熟粥成，再加盐调味。可常食。

【功效】疏风止痒。

【应用】皮肤瘙痒，干燥多屑，冬季发病为多，痒以夜间为甚，部位多见于大腿内侧、小腿屈侧及关节周围等。

## ◆ 百合四宝粥

【原料及做法】百合、甜杏仁、银耳、枸杞子各10克，粳米100克，白砂糖适量。将甜杏仁用水泡后去外皮，银耳用清水泡发，再加入粳米、百合、枸杞子加水共煮，粥熟将稠时加适量白砂糖即可。早餐温热服食，连续1～2个月。

【功效】补肺益肾，润肤止痒。

【应用】适用于皮肤瘙痒，伴见口干咽燥、肠燥便秘、头晕目眩等症。

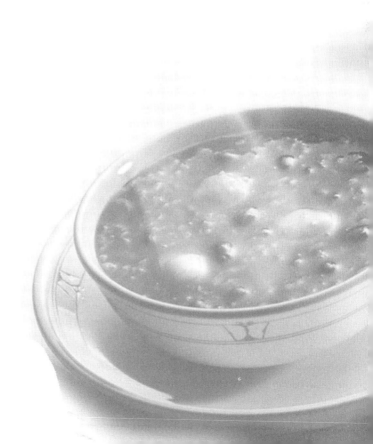

# 第八章

# 肿瘤疾病

# 肺　癌

## ◆ 白扁豆粳米粥

【原料及做法】白扁豆30克，粳米50克，鸡汤或红枣、白糖各适量。白扁豆与粳米洗净，共煮成粥，视患者喜爱，可加鸡汤做成咸粥，或加红枣和白糖做成甜粥。

【功效】补气。

【应用】肺癌，症见咳嗽、痰多色白、胸闷气短、神疲乏力、口淡无味等。

## ◆ 大蒜猪肺粳米粥

【原料及做法】紫皮大蒜、核桃仁各30克，三七粉5克，虫草粉3克，粳米、猪肺各60克。大蒜去皮，切片。猪肺洗净，切块。粳米用清水淘洗干净。大蒜、猪肺和粳米加核桃仁共煮粥，米烂后将三七粉、虫草粉放入粥内，搅匀微沸即成。每日分3次服完，连服1个月为1个疗程，亦可常食。

【功效】化瘀消癥，补肺，止血。

【应用】肺癌咯血等。

## ◆ 海参南瓜粳米粥

【原料及做法】海参（水发）50克，南瓜100克，粳米50克。上述食材加水煮粥。可经常食用。

【功效】化瘀止痛，通便泄热。

【应用】肺癌，症见咳嗽、咳痰不爽、痰有血丝，胸痛如锥刺、时有胸闷气急等。

# 胃　癌

## ◆ 阿胶糯米粥

【原料及做法】阿胶 20 克，糯米 100 克，陈酒（约 10 毫升），红糖 50 克。阿胶捣碎备用。糯米淘净后加水煮成粥，然后放入阿胶碎块，边煮边搅匀，待二三沸后，加入陈酒、红糖，和匀后即可食用。每周服 2 ～ 3 次。

【功效】养血止血，健脾和胃。

【应用】胃癌出血，胃脘胀痛，痛有定处，或按之能摸到坚硬的肿块，或有呕吐，吐出咖啡样食物残渣，或解出柏油样大便等。

## ◆ 猪肚糯米粥

【原料及做法】猪肚 1 个，大蒜头 100 克，糯米 250 克，陈皮 10 克，盐、料酒、葱、姜各适量。蒜头剥好洗净。糯米淘净。陈皮浸泡洗净。猪肚刮净黏膜，用面粉或米水擦洗干净。将蒜头、糯米、陈皮用盐、料酒、葱、姜等佐料拌匀，塞进猪肚内，用棉线缝合，加水放入砂锅煨 2 小时，煨至猪肚用筷一插即透时，即可分次食用。每 10 天或半个月食用 1 料。

可经常间断食用。

【功效】温补脾胃，解毒抗癌，理气和中。

【应用】虚寒型胃癌，症见胃脘部隐痛，口泛清水，或呃逆呕吐，朝食暮吐，暮食朝吐，痛时喜温喜按等。

## ◆ 菱角桂花粳米粥

【原料及做法】野菱角米 30 克，桂花、玫瑰花各 1 克，粳米 50 克，姜汁、红糖各适量。野菱角米打碎，加水适量煮 1 小时，再加入粳米煮粥，待粥将成时，加入桂花、玫瑰花、姜汁和红糖，煮成甜粥。每周食用 2～3 次。

【功效】温胃养胃，消瘀止痛。

【应用】虚寒型胃癌。

## ◆ 藤梨根猪脊粥

【原料及做法】藤梨根 60 克，猪里脊肉 50 克，粳米 50 克，糖或盐和葱花各适量。藤梨根洗净，水煮三沸，去渣取汁，再入淘净的粳米，加水煮粥，待粥将成时，加入切成小块的里脊肉，煮 15 分钟。喜甜食者加糖适量，喜咸食者加盐和葱花少许。可常服。

【功效】消瘤补虚。

【应用】对中晚期胃癌或化疗后的康复有辅助作用。

# 肠 癌

## ◆ 马齿苋槐花粥

【原料及做法】槐花 30 克，鲜马齿苋、粳米各 100 克，红糖 20 克。鲜马齿苋拣杂，洗净，入沸水锅中焯软，捞出，切成碎末，备用。槐花拣杂，洗净，晾干或晒干，研成极细末，备用。粳米淘洗干净，放入砂锅中，加适量水，大火煮沸后，改用小火煨煮成稀粥，粥将成时，加入槐花细末、马齿苋碎末及红糖，再用小火煨煮至沸。早晚 2 次分服。

【功效】清热解毒，凉血止血。

【应用】大肠癌，症见便血，血色鲜红等。

## ◆ 芡实山药大米粥

【原料及做法】芡实 30 克，山药 30 克，大米 50 克。芡实淘净，浸泡 20 分钟，加水 1000 毫升，煮开后改用小火煮 30 分钟，再入山药、大米，煮成粥。分次服用，可常服。

【功效】补中益气，健脾和胃。

【应用】直肠癌，症见腹泻、便血、腹部阵痛等。

### ◆ 紫苋菜糯米粥

【原料及做法】新鲜紫苋菜 100 克，糯米 50 克，大蒜瓣或葱头适量。紫苋菜去根，洗净切碎，锅中放油，烧热后加入马齿苋、盐，炒熟，加切碎的大蒜瓣或葱头。另将糯米淘净后放锅内煮成粥，等粥成时，放入苋菜，再煮开成红色咸粥。每周食用 2～3 次。

【功效】清热解毒，散瘀消肿。

【应用】肠癌，症见腹部刺痛，肿块坚硬不移，腹胀腹泻，泄下紫黑色脓血，里急后重明显，甚至便意连续，不能离开便器等。

### ◆ 桃花瓣粳米粥

【原料及做法】桃花瓣 10 克（干品 2～3 克），粳米 50克。粳米淘净，与桃花相和，共煮成粥。分 2～3 次食用。

【功效】消积滞，消肿满，润肠通便。

【应用】肠癌腹痛、便秘等。

# 肝　癌

## ◆ 刀豆香菇粳米粥

【原料及做法】刀豆20克，鲜香菇50克（干品减半），粳米50克，植物油、葱、姜、盐各适量。香菇切碎，加植物油与刀豆同炒，加葱、姜、盐、味精，炒好备用。粳米煮粥，然后拌入刀豆、香菇煮成咸粥。可常服。

【功效】温中健脾，止呃逆，抗肿瘤。

【应用】提高免疫力，缓解肝癌术后、化疗术后不适症状。

# 肾 癌

## ◆ 薏苡龙眼粳米粥

【原料及做法】生薏苡仁50克，龙眼肉20克，粳米50克，白糖适量。薏苡仁、粳米分别洗净，加水800毫升，先煮薏苡仁约15分钟，再加入粳米，煮成稀粥时，加入龙眼肉及白糖，温热食用。

【功效】扶正抑瘤，清热利湿。

【应用】肾癌，症见血尿间歇发作、腰背酸痛，时有低热、口渴等。

## ◆ 绿豆猪肝粳米粥

【原料及做法】绿豆30克，粳米50克，猪肝50克，葱、盐各适量。猪肝清洗，切片备用。绿豆、粳米淘净，常规煮粥，待粥黏稠时加入猪肝片，再煮开，适当加葱、盐调味，即可食用。

【功效】清热解毒，补养气血。

【应用】肾癌，症见血尿间歇发作、腰背酸痛、时有低热、口渴等。

## ◆ 芡实莲子粳米粥

【原料及做法】芡实 30 克，莲子肉 20 克，粳米 50 克。芡实和莲子肉加水 800 毫升，煮至将烂，加入淘净的粳米煮成粥。可经常食用。

【功效】补脾肾，养精。

【应用】肾癌放化疗后，症见体弱无力、精神困惫、面色萎黄、腰脊酸痛、头晕耳鸣，或有低热、尿血等。

# 膀胱癌

## ◆ 西洋参阿胶粳米粥

【原料及做法】西洋参（研粉）3克，阿胶6克，粳米50克。粳米淘净，加水煮粥，待粥将成时，加入西洋参粉，再煮5～6分钟，粥将成时，加入阿胶烊化，和匀即成。分2次热服。每周3～4次。

【功效】补气生津，养血止血。

【应用】膀胱癌，症见尿血缠绵不断、神疲乏力、面色苍白、心慌气短等。

## ◆ 黄芪党参粳米粥

【原料及做法】黄芪20克，党参10克，核桃仁20克，大枣10枚，粳米50克，白糖适量。黄芪、党参加水煮30分钟，取药液1000毫升，加入核桃仁、大枣和事先淘净的粳米，常规煮粥，加白糖调味即可。

【功效】健脾益肾，补气补血。

【应用】膀胱癌晚期，症见尿血不止、腰痛腰酸、腰腹部肿块明显、食欲下降等。

# 乳腺癌

## ◆ 山药薏仁莲子粥

【原料及做法】山药 30 克，薏苡仁 30 克，伏苓 20 克，莲子（去心）10 克，粳米 100 克。上述食材加水煎煮 1 小时，饭时服用，不限量。

【功效】健脾和胃，渗湿止泻。

【应用】乳腺癌，症见乳中结块、坚硬不平，腋下痰核累累，头晕目眩等。

## ◆ 麦冬天冬粳米粥

【原料及做法】麦冬 10 克，天冬 10 克，粳米 50 克，白糖或葱、盐各适量。麦冬、天冬洗净，与粳米同煮成粥。喜食甜食者可适当加白糖，厌甜食者可加葱、盐等调味。

【功效】消肿散结。

【应用】乳腺癌术后。

# 宫颈癌

## ◆ 佛手粳米粥

【原料及做法】鲜佛手50克，粳米100克，白糖适量。鲜佛手洗净切成小方块，用白糖腌制1～2天。粳米淘净，常规煮粥，待煮开后加入佛手块。可依个人口味调入适量白糖。可常服。

【功效】疏肝理气解郁，缓解疼痛。

【应用】宫颈癌，症见胸胁胀满，或郁闷少语，少腹胀痛，阴道不规则出血或夹有瘀块等。

## ◆ 野菱角粳米粥

【原料及做法】野菱角20克，粳米50克，白糖或蜂蜜适量。二米淘净，加水800毫升按常规煮粥，加白糖或蜂蜜调味即可。可常服。

【功效】理气解郁，缓解疼痛。

【应用】宫颈癌，见胸胁胀满，或郁闷少语，少腹胀痛，阴道不规则出血或夹有瘀块等。